国医养生

一用就灵

# 高血压

## 对症食疗与按摩

孙呈祥◎编著

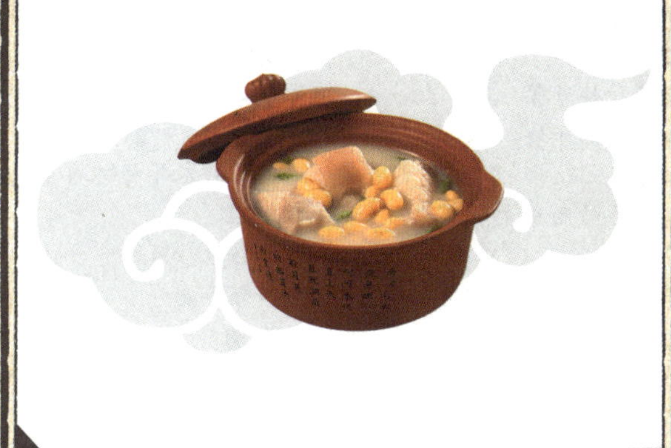

山西出版传媒集团
山西科学技术出版社

# 目录contents

## Part 01 正确认识高血压



## Part 02 高血压对症食疗方案

## Part 03 高血压特效穴位按摩



特别提示：在使用书中介绍的方法之前，必须到医院进行诊断，并在医生指导下使用。

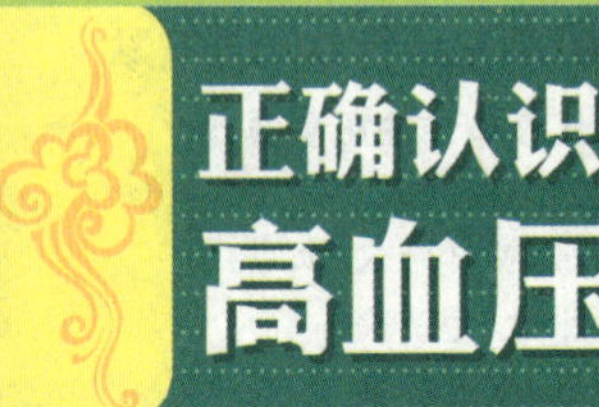

# 正确认识高血压

## 什么是血压

### 血压的定义

血压是指血液在血管内流动时，对血管壁产生的单位面积侧压。由于血管分动脉、毛细血管和静脉，所以，也就有动脉血压、毛细血管压和静脉压。通常说的血压是指动脉血压。

### 血压产生的原理

血液对血管壁的压力取决于血管里血容量的多少和血管面积的大小。血管里的血液越多，血液对血管壁的压力就越大。反之，血管里的血液逐渐减少，血液对血管壁的压力也就随之减小。血管扩张，血压下降；血管收缩，血压便会升高。当心脏收缩时，动脉内的压力最高，此时压力称为收缩压，也称高压；心脏舒张时，动脉弹性回缩产生的压力称为舒张压，又叫低压。一般高压，即收缩压＜120mmHg；低压，即舒张压＜80mmHg。

### 血压的单位及换算方法

血压通常以毫米汞柱（mmHg）来表示，国际上则是用千帕（kPa）来表示，1mmHg=0.133kPa。kPa换算成mmHg，原数乘30除以4；mmHg换算成kPa，原数乘4除以30。

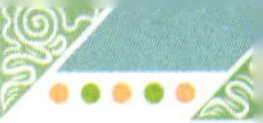

## 血压并不是恒定不变的

人的血压受体内和环境因素的影响，不断发生变化，如天气寒冷、生气、精神紧张、运动时血压会相对增高，而在睡觉、安静、休息时则会相对降低，且通常左手血压会稍低于右手血压，平均约低 20mmHg。

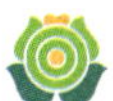

# 影响血压的因素

随着人体生理活动量而波动：处于运动、情绪剧烈变化、进食、排便时血压升高，而在安静、休息、心平气和状态下则血压较低。

随着季节更替而变化：夏季天气炎热，易导致血管舒张而使血压降低；冬季天气寒冷，易导致血管收缩而使血压升高。

随着昼夜变化而波动：血压一般在上午 9 时、10 时较高，即使到了下午 3~5 时血压仍会继续保留在较高水平，而到了晚上，尤其是睡眠后血压便会降至一天中的最低。可见血压在昼夜 24 小时内是按一种生物钟节律波动的。

随着年龄的增加而波动：随着年龄的增加，多半会发生动脉硬化，从而使血管弹性降低，血管在心脏排血量变化时无法收缩自如，尤其是精神上受到刺激，便会导致血压升高。

随着体位高低发生变化：一般站立时，血压最高，只有这样才能保证头部的血液供应，坐位时次之，卧位时最低。如果突然坐起或者站立，压力感受器和血液循环调节一时无法适应，容易导致血压下降，而出现“体位性低血压”。尤其是老年人，由于压力感受器和血液循环调节功能减退，更容易发生这种情况。

其他导致血压波动的因素：吸烟饮酒，喝咖啡及浓茶，饮食量多，进食的类别与咸淡，服药的品种等。

# 高血压发生的病因病机

导致高血压的主要病因是机体内阴阳失去平衡，肝、肾、心、脾任何脏器发生阴阳失衡都会引起高血压病。可从以下几个方面归纳病因病机。

## 肝阳上亢

年老体衰或劳伤过度会引起阴血虚损，使机体失去滋养，从而导致阴不涵阳，使肝阳失去制约而引起肝阳上亢。

多因长期精神紧张或忧思郁怒，使肝气郁滞，郁久化火而产生阳亢之象。

## 肝肾阴虚

肝肾两脏常互为影响，一个脏器有病常会影响另一个脏器的功能，这是因为肝属木，肾属水，肝肾同源，同居下焦。两者为子母关系，子病可以及母，母病可以及子。若肝阳上亢，不但会耗伤肝阴，还会损及肾水；而肾阴不足或纵欲伤精时，则会导致水不涵木、枯涸肝肾。

## 痰湿中阻

脾主运化水谷，若嗜酒，吃肥甘油腻食物，饮食习惯不良，饥饱无常，或思虑劳倦过度，会伤及脾，从而使脾不能健康运行，导致聚湿生痰。若痰浊阻滞于中焦，则导致清阳不能上升，浊阴不能下降，从而蒙蔽清窍，导致眩晕。若痰浊郁而化热，痰火相犯，蒙蔽窍隧，则会使眩晕加剧。

## 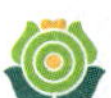 高血压的诊断标准

### 如何判定高血压

一般一两次的血压升高并不代表患有高血压症，可能仅是因为某些因素导致的一过性血压升高，而所谓的高血压则是指在休息情况下且未服用降压药时，在不同时间段两次以上测得的数值都是收缩压大于140mmHg，或舒张压大于90mmHg，且身体出现不适或血管病变等情况。

世界卫生组织根据血压数值的不同，制定出不同的等级，并根据高血压等级分类采取不同的应对措施，具体分类见下表：

| 血压分类 | | 收缩压 | 舒张压 |
| --- | --- | --- | --- |
| 正常血压 | | <120 mmHg | <80 mmHg |
| 高血压前期 | | 120~139 mmHg | 80~85 mmHg |
| 高血压 | 第一级（尚无器质性病变） | 140~159mmHg | 90~99 mmHg |
| | 第二级（出现左心室肥厚、心脑肾损害等器质性病变，但功能仍处代偿状态） | >160 mmHg | >100 mmHg |
| | 第三级（出现脑出血、心力衰竭、肾功能衰竭等病变，并进入失代偿期） | >180mmHg | >110 mmHg |

# 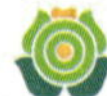高血压的症状

## 早期无明显症状

高血压的早期可能无症状或症状不明显，仅仅会在劳累、精神紧张、情绪波动后发生血压升高，并在休息后恢复正常。

## 中后期则会出现相关症状

随着病程延长，血压持续升高，逐渐出现各种症状，如头痛、头晕、注意力不集中、记忆力减退、肢体麻木、夜尿增多、心悸、胸闷、乏力等。

## 头晕、头痛的特征

其中的头晕多为持续性沉闷不适感，从而妨碍思考，降低工作效率，多为脑供血不足所致，而头痛则表现为持续性钝痛或搏动性胀痛，疼痛的部位可在两侧太阳穴或后脑，有时甚至引起恶心、呕吐，多因血压突然升高使头部血管反射性强烈收缩所致。

## 出现胸闷心悸的原因

血压长期升高导致左心室扩张或者心肌肥厚，从而加重了心脏的负担，进而发生心肌缺血和心律失常，一旦心脏受到高血压影响便会出现胸闷心悸。

## 其他症状

长期高血压还会引起脑神经功能紊乱，导致烦躁、心悸、失眠、易激动等症状的出现。

高血压还会引起全身小动脉痉挛和肢体肌肉供血不足，出现肢体麻木、颈背肌肉紧张、酸痛等症状。

### 血压突然升高产生的后果

血压突然大幅度升高，会导致剧烈头痛、呕吐、心悸、眩晕等症状的出现，严重者还会导致神志不清、抽搐，后果极为严重，短期内即可发生严重的心、脑、肾等器官损害和病变，如中风、心梗、肾衰竭等。

## 高血压易患人群

父母患有高血压者，摄入食盐较多者，摄入动物脂肪较多者，长期吸烟、饮酒者，精神紧张、压力大及性子急者，身体肥胖者易患高血压，患有肾病、冠心病、局部血管性疾病、糖尿病等易导致高血压。

## 高血压的危害

易发生脑血管意外，导致半身不遂或死亡。

易引起肾脏损害，肾脏损害又加重高血压病，形成恶性循环，从而导致肾动脉硬化，进而发展为尿毒症。

血压升高会增加心脏负担，久而久之，则易导致高血压性心脏病，进而发展为心力衰竭。

血压持续升高在增加心脏负担的同时，还会增加心肌的耗氧量，再加上常合并有冠状动脉粥样硬化，导致心肌供氧量不足，从而导致心绞痛、心肌梗死、心力衰竭等。

持续高血压还会损害眼睛，导致失明。

# 高血压对症食疗方案

## 高血压患者的饮食原则

高血压需要从生活习惯、饮食方式、精神因素、药物等多方面进行综合治疗。其中，饮食因素是高血压患者最容易忽略又最有效的一个综合治疗环节，通过吃饭可以让高血压“低头”。

### 高血压患者应采取的饮食策略

**定时定量，少食多餐** 吃饭不宜过饱，饭后应适当活动。吃饭七成饱可以减轻胃肠的负担，使体重保持在理想范围内。

**适当摄入低脂肪、优质蛋白质食物** 每日脂肪的摄入量不超过50克，以减少动脉硬化的发生。可多食大豆、脱脂牛奶、酸奶、海鱼等。

**提倡吃谷类、薯类食物** 如淀粉、面粉、米、红薯等，特别是玉米面、燕麦、荞麦、小米等含膳食纤维较多的食物，都可促进肠胃蠕动，有利于胆固醇的排出。

**多吃绿色蔬菜和新鲜水果** 它们富含维生素C、胡萝卜素及膳食纤维等，有利于改善心肌功能和血液循环，还可促进胆固醇的排出，防止高血压的发展。

**多选用含钙高的食物** 如奶制品、豆制品、海产品、绿色蔬菜等，它们对于血管有保护作用，并有一定的降压功效。

**摄入足量的维生素C** 血液中维生素C的含量与人体胆固醇含量成正比。应每天吃3～4份维生素C含量丰富的食物，如柑橘类水果、土豆、圆白菜、花椰菜、草莓、香木瓜和深绿色多叶蔬菜等。

**限制动物性脂肪** 计算表明，如烹调不用动物油，则每个患者可吃植物油如豆油、玉米油、菜籽油等20～25克，超过此量也不会带来不利的影响。

**多吃些能减低胆固醇的食物** 洋葱、大蒜、香菇、木耳等食物对预防血栓形成和冠心病有好处。限制食物中胆固醇含量，每天总摄入量应少于300毫克。患者应忌吃或少吃含胆固醇高的食物，如动物内脏、蛋黄、贝壳类和软体类。

## 高血压患者应摒弃的饮食习惯

**大量食高胆固醇食物** 如动物内脏、肥肉、鱼子、蛋黄、乌贼等，如果长期进食，可能会导致高脂血症，使动脉内脂肪沉积，加重高血压。

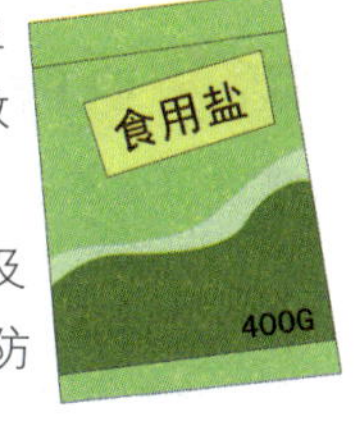


**食兴奋神经系统的食物** 如酒、浓茶、咖啡及浓肉汤等，这些食物可能会加重内脏的负担，对防治高血压不利。

**饮食过咸，口味重** 如果人体摄入盐的量过多，就会造成体内水钠潴留，从而导致血管管腔变细，血管阻力增加，使血压上升。一般要求高血压患者将口味变淡，每日限制食盐在3~5克，还要注意减少高钠食品，如咸肉、罐头、火腿、加碱发酵的食品等的摄入。

**每天食用动物油** 因为动物油含有较高的饱和脂肪酸和胆固醇，会使人体器官加速衰老并促使血管硬化，进而引起冠心病、脑中风等。应食植物油，如豆油、花生油、菜籽油、玉米油等。

# 降血压明星食材推荐

## 莲藕 LianOu

莲藕原产于印度，后来引入中国，迄今已有3000余年的栽培历史。藕有两个品种，即七孔藕和九孔藕。莲藕口感清脆，食用和药用价值都很高，生藕具有清热凉血、止血散瘀的作用；熟藕具有健脾开胃、养血止泻的作用。

### 降压功效

莲藕中含有黏液蛋白和膳食纤维，能与人体内胆酸盐、食物中的胆固醇及三酰甘油结合，使其从粪便中排出，从而减少脂类的吸收，是高血脂和糖尿病患者的食疗佳品。中医学认为，生藕味甘、性寒，具有清热生津、凉血散瘀、补脾开胃、止泻的功效。

### 贴心叮咛

❶食用莲藕，要挑选外皮呈黄褐色，肉厚而白的。其中，藕节短、藕身粗的为好，从藕尖数起第二节藕最好。

❷生藕性寒，虽然清脆爽口，但易伤脾胃，所以脾胃消化功能低下、大便溏泄者不宜生吃。

❸煮藕忌用铁器，以防造成莲藕发黑。

❹切过的莲藕在切口处用保鲜膜覆盖，可冷藏保鲜一个星期。

### 专家推荐对症食疗良方

#### ▶银荷莲藕炒豆芽

**材料** 猪瘦肉、莲藕各50克，绿豆芽100克，金银花10克，荷叶3克。

**调料** 植物油、盐各适量。

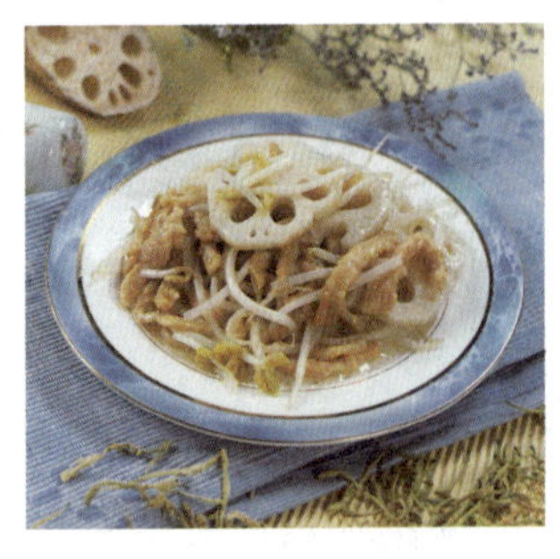

**做法**

1. 荷叶洗净，煎汁；将猪瘦肉洗净切丝；莲藕洗净切片；绿豆芽洗净。
2. 油锅烧热后放入肉丝，煸熟后盛出。
3. 用热余油煸炒藕片，边炒边加金银花、荷叶汁（约30毫升），至煎汁吸入藕片中；最后加入煸过的肉丝及绿豆芽，加少许盐，大火翻炒出锅即可。

**降压功效** 莲子具有健脾补肾，清热散瘀的作用；豆芽则具有健脾利水的功能。二者搭配在一起具有补肾健脾，除水湿、消肥胖的作用。对肥胖所引起的高血压具有显著的食疗效果，同时对并发的肾脏疾病所致的水肿有良好改善功效。

## 绿豆炖藕

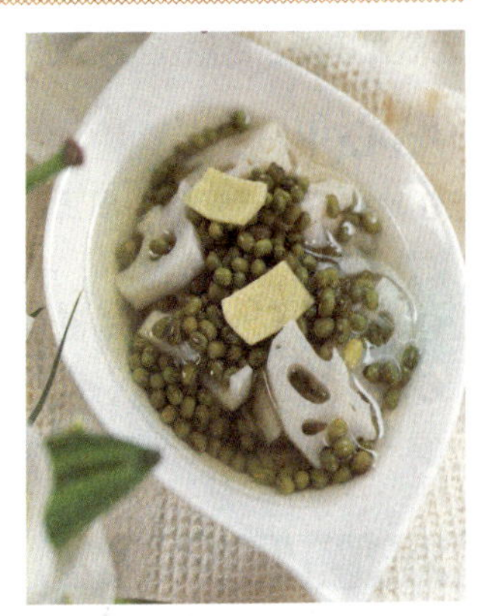

**材料** 鲜藕1000克，绿豆150克，肉汤1500毫升，姜15克。

**调料** 盐5克，胡椒粉、味精、白矾各3克。

**做法**

1. 绿豆洗净用清水泡2小时；鲜藕去皮、节，洗净切成梳子背形的块；白矾放入2000毫升清水中，溶解后备用；姜洗净切片。
2. 将锅置火上，注入白矾水烧沸，入藕块煮5分钟捞出，用凉水漂洗2次。
3. 净沙锅置火上，注入肉汤，烧沸后下藕片、绿豆、生姜片同煮，绿豆酥烂时加入胡椒粉、盐、味精调味装碗即可。

**降压功效** 鲜藕可利湿轻身，活血通经；绿豆可清热解毒，消暑利水，益气除烦，养心，平肝潜阳。以绿豆炖藕，对肝阳上亢型高血压以及高血压所致的水肿食疗效果显著，并能起到养心安神的效果，可防治因情绪激动所致的高血压。

# 茄子 QieZi

茄子是为数不多的紫色蔬菜之一，能预防和治疗多种疾病，有很高的药用价值。原产于东南亚一带，西汉时传入中国，至今已有两千多年的栽培历史。

## 降压功效

中医学认为，茄子味甘、性凉，入胃、肠经，可清热凉血，消肿解毒。茄子中维生素 P 的含量很高，能使血管壁保持弹性和生理功能，保护心血管，防止微血管破裂出血，有助于防治高血压、冠心病、动脉硬化和出血性紫癜。茄子还含有维生素 E，有防止出血和抗衰老的功能。常吃茄子，可抑制血中胆固醇水平的增高，预防高血压引起的脑溢血和糖尿病引起的视网膜出血。

## 贴心叮咛

❶ 选购时以果形均匀周正，老嫩适度，无裂口、腐烂、锈皮、斑点，皮薄、子少、肉厚、细嫩的为佳品。

❷ 茄子性凉，脾胃虚寒便溏者不宜多食。

❸ 食用茄子最好在夏、秋季节，在果实接近成熟但尚未长老的时候采收，但是秋后的老茄子有较多茄碱，对人体有害，不宜多食。

## 专家推荐对症食疗良方

### 茄子炖荸荠

**材料** 茄子200克，荸荠100克，猪瘦肉50克，姜、葱各适量。

**调料** 酱油、白糖各10克，盐5克，植物油50毫升。

**做法**

1. 茄子、荸荠分别洗净，去皮，切成丝；猪瘦肉洗净，切成 5 厘米长的细丝；姜、葱切细丝备用。

2. 炒锅置大火上烧热，加入植物油烧至六成热时，下入姜丝、葱丝爆香，加入猪瘦肉丝翻炒片刻，加入荸荠、茄子丝、酱油、盐、白糖、适量沸水，用小火烧煮 30 分钟即可。

**降压功效** 荸荠具有清热生津、化湿祛痰、凉血解毒之功效，可治疗高血压和由高血压引起的热病伤津、口燥咽干、肺热咳嗽、痰浓黄稠等症，与茄子同炖，不仅可以避免茄子过油，也不失为一种保健食品。

## 素烩茄子块

**材料** 茄子、洋葱、青椒、番茄各1个，芹菜、蒜末各少许。

**调料** 植物油、胡椒粉、盐、香叶各少许。

**做法**

1. 将茄子洗净，切成块；洋葱去皮，洗净，切成小丁；青椒去蒂、子，洗净，切成块；番茄去皮后切成大块；芹菜切成段。
2. 炒锅放入植物油，烧热后放入香叶、蒜末炒香。
3. 放入茄块煸炒片刻，再加入青椒、芹菜、洋葱，放适量水，大火烧沸后加盐、胡椒粉调味，收汁后放入番茄块炒熟即可。

**降压功效** 洋葱中含有一种与人的肾脏分泌物相同的激素，即前列腺素 $A_1$，具有降血压的作用；番茄性甘酸微寒，有生津止渴、健胃消食、凉血平肝、清热解毒、降低血压之功效，搭配上具有降血压的茄子，对高血压及并发肾脏的患者有良好的辅助治疗作用。

# 芹菜 QinCai

芹菜一年四季可食，是具有较高药用价值的蔬菜。由于芹菜有促进性兴奋的作用，所以西方称之为“夫妻菜”。

### 降压功效

芹菜是高纤维食物，经肠内消化作用产生木质素或肠内酯，这类物质是抗氧化剂，高浓度时可抑制肠内细菌产生的致癌物质。

芹菜还含有酸性的降压成分，可使血管扩张，有降压作用。

## 贴心叮咛

❶ 选购芹菜时，应以梗短而粗壮，菜叶翠绿而稀少者为最佳。

❷ 脾胃虚寒、肠滑不固及血压偏低者、婚育期男士应少吃芹菜。

❸ 芹菜叶的胡萝卜素、维生素C、钙、铁远远超过芹菜梗的含量，所以鲜嫩的芹菜叶洗净水烫后加入调料食用，鲜美可口，营养丰富。

❹ 不宜与黄瓜同食。黄瓜中含有维生素C分解酶，芹菜中含有丰富的维生素，两者同食营养价值会降低。

**专家推荐对症食疗良方**

## 木耳炒西芹

**材料** 水发黑木耳200克，西芹300克，葱段、姜丝各适量。

**调料** 植物油、盐、味精、胡椒粉、白糖、水淀粉、高汤各适量。

**做法**

1. 水发黑木耳去蒂洗净，撕成小朵；西芹洗净，去老筋切段；将黑木耳和西芹分别焯烫后，捞出过凉，沥水。
2. 热锅温油，下葱段、姜丝炒香，放黑木耳和西芹段炒匀，加盐、白糖、胡椒粉、高汤炒熟后加味精调味，用水淀粉勾薄芡即可。

**降压功效** 西芹性凉、味甘，有清肠利便、解毒消肿、促进血液循环等功效。同时它还含有芳香油、维生素 P 及多种维生素、多种游离氨基酸等物质，有促进食欲、降低血压的作用。西芹与黑木耳一同炒制，不但可保持食材的营养，而且对高血压有很好的食疗功效。

## 拌芹菜黄豆

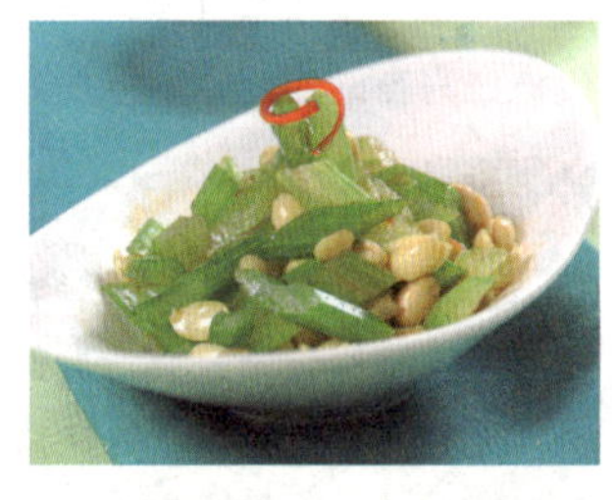

**材料** 芹菜250克，黄豆30克。

**调料** 大料、桂皮、辣椒油、盐、味精各适量。

**做法**

1. 芹菜去叶，洗净，斜切成丁，入沸水锅中焯至变色，捞出过凉沥水；黄豆洗净，放清水中浸泡至稍涨，捞出沥水备用。
2. 锅置火上，倒入适量清水煮沸，放入桂皮、大料、盐、黄豆，大火煮至黄豆熟烂，捞出沥水。
3. 将芹菜丁、黄豆加味精、辣椒油拌匀即可。

**降压功效** 黄豆中所含的亚油酸具有降低血中胆固醇的作用，中医认为，黄豆有宽中益气、健脾开胃、软坚润燥的作用，搭配上富含纤维素的芹菜，可降低血压、血脂，对因高血压引起的便秘也有很好的食疗效果，同时还能预防冠心病、动脉硬化等。

# 西葫芦 XiHulLu

西葫芦，是南瓜的一个变种，果形较小，呈圆筒形，表面光滑，成熟于五六月份，因皮薄、肉厚、汁多、可荤可素、可菜可馅而深受人们的喜爱，具有很高的药食两用价值，可清热利尿、除烦止渴、润肺止咳、消肿散结。

## 降压功效

西葫芦中含有丰富的钾，钾能在体内缓冲导致高血压的钠，从而降低高血压，减轻高血压症状。同时西葫芦还有利尿消肿的作用，常食可改善高血压病并发肾脏疾病所致的身体水肿。另外，西葫芦热量很低，且含有丰富的维生素 C、葡萄糖、钙等营养物质，不仅能帮助减肥，还能补充机体营养，是肥胖型高血压患者的理想食材。

**贴心叮咛**

❶ 应选择比较嫩的，不宜食用较老的西葫芦。

❷ 脾胃虚寒的人应少吃；不宜生吃。

❸ 煮得太烂容易造成营养损失，因此不宜烹调太久。

❹ 选购时，应选择颜色鲜绿，比较嫩，瓜体均匀周正，表面光滑无疙瘩，没有损伤和溃烂的西葫芦。

❺ 清洗西葫芦时应去皮，然后再用清水冲洗干净。

❻ 烹调时，将西葫芦放入炒锅后，应立即淋几滴醋，再加入一点番茄酱，这样吃起来会比较脆嫩爽口。

❼ 购买回来的西葫芦如果一次吃不完，不要让其沾水，也不要磕碰到或随意移动。

### 专家推荐对症食疗良方

## ▶西葫芦炒鸡蛋

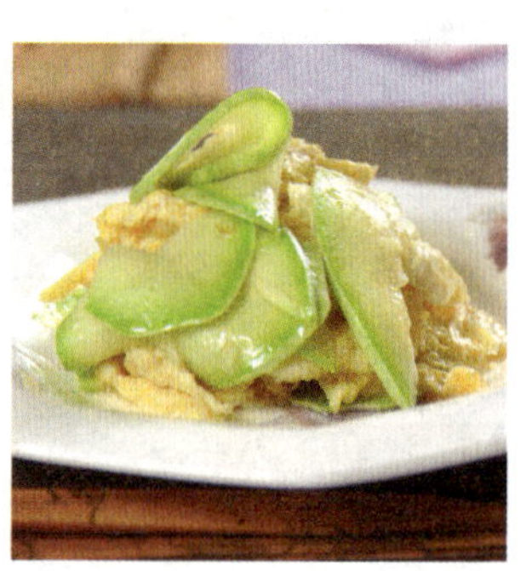

**材料** 西葫芦200克，鸡蛋2个，葱花适量。

**调料** 盐、植物油各适量。

**做法**

1. 鸡蛋打散，加盐搅匀成蛋液；炒锅倒入植物油烧热，将蛋液放入锅内炒熟备用。
2. 西葫芦洗净后，从中间切开，去瓤，切成片。
3. 炒锅中倒入植物油烧热，放入葱花炒香，下西葫芦片翻炒片刻，加盐调味，待西葫芦片炒熟时，加入鸡蛋翻炒均匀出锅即可。

**降压功效** 此菜可平肝清热、祛风利湿。适宜于患高血压病症见眩晕、头痛、面红目赤、血淋者食用。

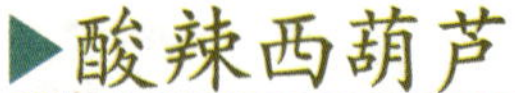

## ▶酸辣西葫芦

**材料** 西葫芦400克，葱段、姜片各适量。

**调料** 植物油、辣椒、盐、醋、鸡精各适量。

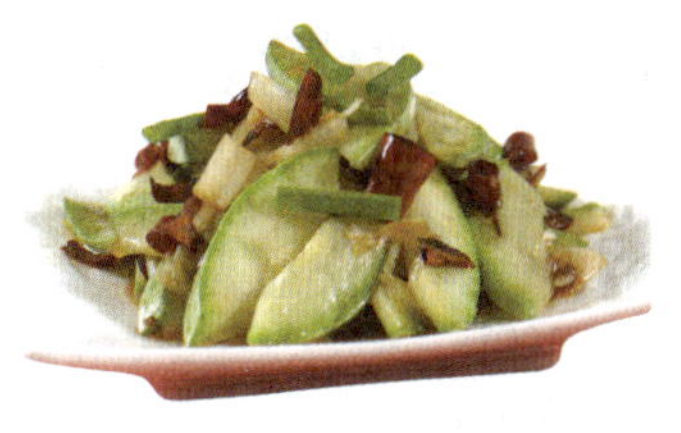

**做法**

1. 西葫芦洗净，剖开，去子，切片；辣椒切碎备用。
2. 锅中植物油烧热，爆炒葱段、辣椒碎、姜片，倒入西葫芦片翻炒片刻，加醋、盐调味，出锅前加鸡精，翻炒均匀即可。

**降压功效** 常食陈醋，有益于降压稳压，对高血压有很好的抑制作用。再搭配上具有降压降脂作用的西葫芦，可增强降压效果，倘若没有陈醋，不可用米醋来代替。

# 胡萝卜 HuLuobo

胡萝卜颜色亮丽，芳香甘甜，为人们所喜爱。胡萝卜含有丰富的胡萝卜素，营养丰富，并有多方面的保健养生作用，被誉为“小人参”。

## 降压功效

胡萝卜含有降糖物质，是适宜糖尿病患者的良好食品。其所含的某些成分，如皮素、山柰酚能增加冠状动脉血流量，降低血脂，促进肾上腺素的合成，还有降压、强心的作用，是糖尿病、高血压、冠心病患者的食疗佳品。

## 贴心叮咛

❶ 选购时以根粗大、心细小、质地脆嫩、外形完整者为上品。

❷ 酒与胡萝卜不宜同食，会造成大量胡萝卜素与酒精一同进入人体，而在肝脏中产生毒素，导致肝病。

❸ 胡萝卜不宜与白萝卜、番茄、辣椒等蔬菜同食，因为胡萝卜中含有解酶素（抗坏血酸），会使其他蔬菜中的维生素损失掉。

专家推荐对症食疗良方

## 胡萝卜陈皮炒瘦肉

**材料** 胡萝卜200克，陈皮10克，猪瘦肉100克，香葱末适量。

**调料** 植物油、料酒、盐各适量。

**做法**

1. 将胡萝卜切丝；猪肉切丝后加盐、料酒拌匀；陈皮浸泡至软切丝。
2. 锅内倒油，烧至六成热，放入胡萝卜丝翻炒至八成熟时出锅。

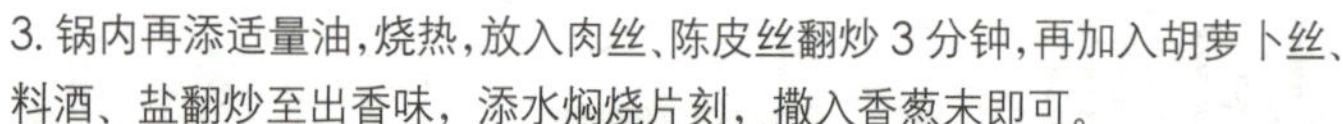

3. 锅内再添适量油，烧热，放入肉丝、陈皮丝翻炒 3 分钟，再加入胡萝卜丝、料酒、盐翻炒至出香味，添水焖烧片刻，撒入香葱末即可。

**降压功效** 陈皮可辛散通温，气味芳香，长于理气，能入脾肺，既能行散肺气壅遏，又能宽中理气，对于高血压和高血压引起的肺气瘀滞、胸膈痞满及脾胃气滞、脘腹胀满等症，能起到较好的效果。再搭配上胡萝卜中所含有的维生素，有很好的滋补作用。

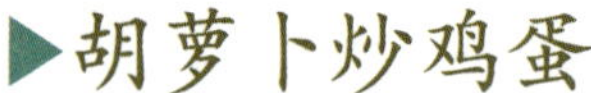

## 胡萝卜炒鸡蛋

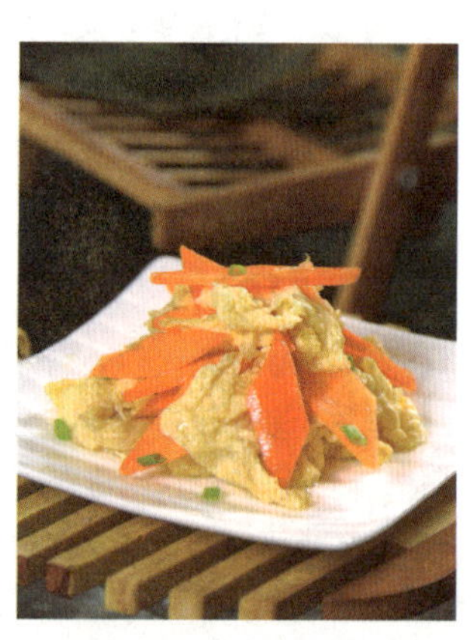

**材料** 胡萝卜300克，鸡蛋2个，葱花适量。

**调料** 盐、香油、植物油各适量。

**做法**

1. 将胡萝卜去皮洗净，切成菱形片，放入沸水锅中焯烫，捞出沥干水分备用；将鸡蛋磕入碗中打散。
2. 锅置火上，倒入植物油烧至五成热，放入葱花炝锅后，下入鸡蛋液炒成块，放入胡萝卜片、盐翻炒，淋香油出锅即可。

# 番茄 FanQie

番茄主要有两种，即大红番茄和粉红番茄，如要生吃，应选粉红番茄，糖、酸含量低，味淡；要熟吃，应选大红番茄，糖、酸含量高，味浓。

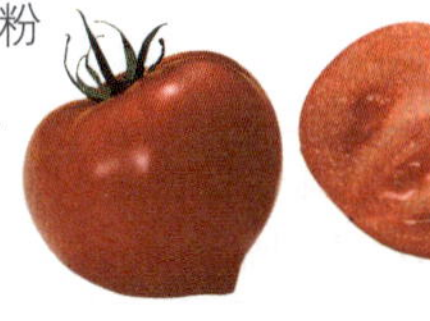

## 降压功效

番茄含维生素C、芦丁、番茄红素及果酸，可降低血胆固醇，预防动脉粥样硬化及冠心病。番茄含有大量的钾及碱性矿物质，能促进血中钠盐的排出，有降压、利尿、消肿的作用，对糖尿病、高血压、肾病有良好的辅助治疗作用。

## 贴心叮咛

❶ 选购时，应选肥硕均匀、蒂小、颜色鲜红、硬度适宜、无伤裂、不变形的。

❷ 烹调时不要久煮。

❸ 番茄烧煮时，应稍加些醋，以破坏其中的有害物质番茄碱。

❹ 青色未熟的番茄不宜食用；急性肠炎、菌痢及溃疡活动期病人不宜食用；不宜空腹吃；不宜与红薯同食，因为番茄中含有大量的酸类，与红薯在胃中会形成不易消化的物质，导致腹泻、腹痛等。

## 专家推荐对症食疗良方

### 冬瓜拌番茄

**材料** 番茄200克，冬瓜、黄瓜各100克。

**调料** 盐、醋、味精、芝麻酱各适量。

做法

1. 冬瓜去皮、瓤，洗净切成片，用沸水焯透，过凉，沥干水分；番茄洗净，用沸水烫一下，去皮，切成片；黄瓜洗净，切成片。

2. 冬瓜片、番茄片、黄瓜片装盘，淋上盐、醋、味精、芝麻酱拌匀即可。

降压功效 此菜具有健胃消食，凉血平肝，清热解毒，降低血压之功效，适于热病伤阴引起的食欲不振、胃热口渴等症，而且对高血压、肾脏病人有良好的辅助治疗作用。

## 酿番茄

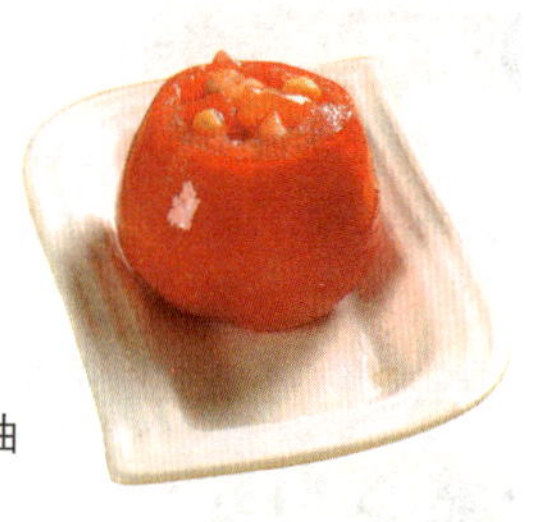

材料 番茄5个，胡萝卜丁80克，香菇丁40克，荸荠丁、素火腿丁、玉米粒各100克，松子仁30克。

调料 盐、白糖、胡椒粉、水淀粉、植物油各适量。

做法

1. 锅热后放少许油，将几种材料丁和玉米粒一同放入翻炒，加入盐和胡椒粉炒熟。

2. 挖出番茄的肉，剁碎加白糖，与炒熟的菜丁一起放入大碗，上锅蒸2分钟。

3. 将蒸好的菜料盛入番茄盅内，用水淀粉加水、盐勾芡，淋在番茄盅上，再撒上松子仁即可。

降压功效 本品可增加冠状动脉血流量，促进肾上腺素合成，具有降血压的功效。

# 荠菜 JiCai

荠菜不仅气味清香，食之鲜美，而且营养丰富，同时还具有很高的药用价值，有明目、止血、清凉、解热、利尿等功效。荠菜主要吃叶，可炒食、做馅或煮汤，是人们非常喜爱的一种野菜。

## 降压功效

荠菜含有乙酰胆碱、谷甾醇和季胺化合物，不仅可以降低血液及肝脏内胆固醇和三酰甘油的含量，而且还有降血压的作用。荠菜所含的橙皮苷能够消炎抗菌，增加体内维生素 C 的含量，对糖尿病性白内障患者也有疗效。荠菜含有大量的粗纤维，食用后可增强大肠蠕动，促进排泄，从而增进新陈代谢。有助于防治高血压、冠心病、肥胖症、糖尿病、肠癌等。

## 贴心叮咛

❶ 选购时以单棵生长的为好。红叶的香味更浓，风味更好。

❷ 荠菜性味平和，诸无所忌，适量食之即可。

❸ 择洗干净去除黄叶老根，再重新洗净，放入热水焯，等变成碧绿色后捞出，沥干水分，分成小包，放入冷冻室里。随吃随取。

### 专家推荐对症食疗良方

## 荠菜肉馄饨

**材料** 荠菜、猪瘦肉各250克，面粉300克，紫菜适量。

**调料** 虾皮、香菜末、葱花、酱油、花椒粉、香油、盐、鸡精各适量。

**做法**

1. 面粉倒入盆中，加适量温水和成光滑的面团，饧发 20 分钟，擀成大片，切成馄饨皮；紫菜撕成小片；虾皮挑去杂质，洗净。
2. 荠菜择洗干净，切末；猪瘦肉洗净，剁成肉末，放入荠菜末、葱花、花椒粉、香油、盐和鸡精搅拌均匀，做成馄饨馅。
3. 取馄饨皮包入适量馅，捏好封口，做成馄饨生坯，放入沸水中煮熟，加酱油、紫菜和虾皮，淋入香油，撒上香菜末即可。

**降压功效** 荠菜具有凉血止血、解毒降压、清热利尿的作用。适用于因高血压引起的目赤肿痛、肾炎水肿、便血、肠炎、冠心病等病症，一般人群均可食用。

## 荠菜豆腐羹

**材料** 荠菜200克，南豆腐100克，鲜香菇25克。

**调料** 葱花、花椒粉、盐、鸡精、水淀粉、植物油各适量。

**做法**

1. 荠菜择洗干净，切末；南豆腐洗净，切丁；鲜香菇去蒂，洗净，切末。
2. 锅内倒植物油烧至七成热，加葱花和花椒粉炒香，加豆腐丁和香菇末翻炒均匀。

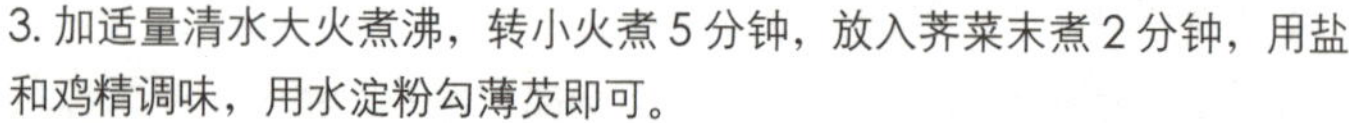

3. 加适量清水大火煮沸，转小火煮5分钟，放入荠菜末煮2分钟，用盐和鸡精调味，用水淀粉勾薄芡即可。

**降压功效** 荠菜含有乙酰胆碱、谷甾醇和季铵化合物，不仅可以降低血中及肝中的胆固醇和甘油三酯的含量，而且还有降低血压的作用。荠菜含有大量的粗纤维，食用后可增强大肠蠕动，促进粪便排泄，有助于防治高血脂、高血压、冠心病及便秘等。

# 空心菜 KongXinCai

空心菜中的叶绿素有“绿色精灵”之称，可解除口臭、润泽皮肤，是夏季的主要绿叶蔬菜之一。

## 降压功效

空心菜是碱性食物，含有钾、氯等调节水液平衡的元素，食用后可降低肠道的酸度，预防肠道内的菌群失调，对防癌有益。所含的烟酸、维生素C等能降低胆固醇、三酰甘油，具有降脂减肥的功效。空心菜中的膳食纤维可促进胃肠蠕动、改善便秘，还能降低胆固醇、血压，预防心血管疾病。

## 贴心叮咛

❶ 选购时以无黄斑、茎部不太长、叶子宽大新鲜的为宜。

❷ 性味平和，诸无所忌，适量食之即可。

❸ 空心菜配伍青椒食用，可降低血压、消炎止痛。

❹ 空心菜不宜与牛奶、酸奶、乳酪等同时食用。因为牛奶、酸奶、奶酪含有丰富的钙质，空心菜所含的化学成分会影响钙的消化吸收。

## 专家推荐对症食疗良方

### ▶辣炒空心菜梗

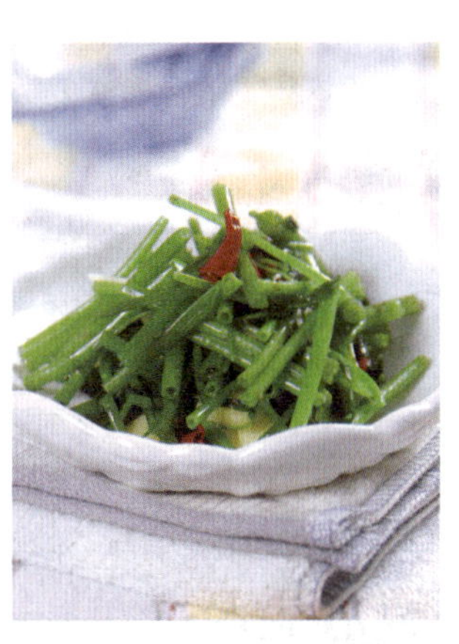

**材料** 空心菜梗500克，葱段、姜片、蒜片、干红辣椒段各适量。

**调料** 盐、味精、植物油各适量。

**做法**

1. 将空心菜梗洗净，切段，放清水中浸泡一会儿，捞出沥干。
2. 锅置火上，倒入植物油烧至五成热，放入葱段、姜片、蒜片、干红辣椒段炝锅，放入空心菜梗段翻炒至八分熟，加入盐炒入味，加味精调味即可。

### ▶蛋花空心菜汤

**材料** 空心菜200克，鸡蛋2个，葱、姜各适量。

**调料** 植物油、清汤、盐、胡椒粉、香油各适量。

**做法**

1. 空心菜择洗干净，切段；鸡蛋磕入碗中打散；葱、姜分别洗净，切丝备用。

2. 锅置火上，放入植物油烧至五成热时，放入葱丝、姜丝炝锅，加入空心菜段略炒片刻，随即加入清汤大火煮至汤沸，改小火淋入蛋液，加盐、胡椒粉调味，淋入香油即可。

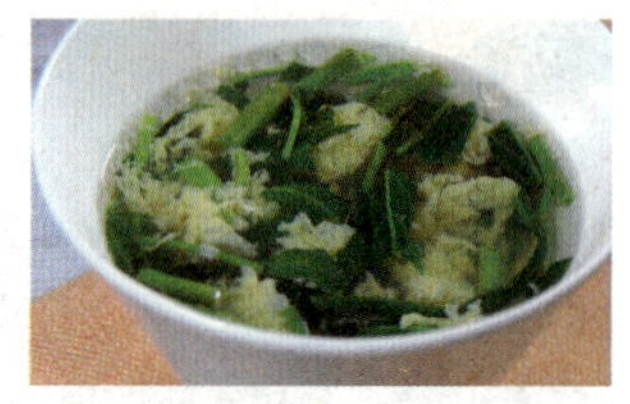

# 菠菜 BoCai

菠菜是绿叶蔬菜中的佼佼者，原产地为波斯，故又名“波斯菜”，为一年生植物，全年都可取得。民间有俗语说“菠菜豆腐虽贱，山珍海味不换”。菠菜被清代乾隆皇帝誉为“红嘴绿鹦哥”。

## 降压功效

菠菜中的钾质可帮助维持细胞内的电解质平衡，并使心脏功能及血压保持正常。菠菜中所含的维生素 C 与钙，有助于降低高血压病人的血压。同时，菠菜中含有大量的膳食纤维，能够促进机体代谢出废物，从而达到降低血脂的作用，并能改善便秘。中医认为，菠菜性寒味甘，入胃、大肠经，有益五脏、通血脉、养血润燥、润肠通便的功效。适宜高血压、高脂血症、痔疮、便秘患者食用。

## 贴心叮咛

❶ 挑选菠菜以菜梗红短，叶子新鲜有弹性的为佳。

❷ 菠菜所含的草酸与钙盐能结合成草酸钙结晶，使肾炎病人的尿色浑浊，管型及盐类结晶增多，所以肾炎和肾结石患者不宜食。

❸ 虽然菠菜含铁量很高，但能被吸收的铁并不多，而且会干扰锌和钙的吸收，所以不宜用来补铁补血，尤其不宜给儿童多吃。

❹ 菠菜不宜和抗凝血药同时食用。

❺ 菠菜不宜与韭菜同食，两者配伍有滑肠作用，易引起腹泻。

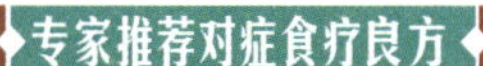


## 绿豆芽炒菠菜

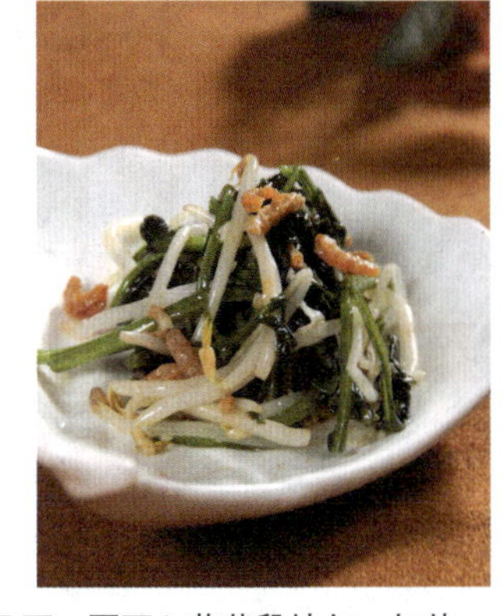

**材料** 绿豆芽200克，菠菜250克，海米、葱段、姜丝、蒜末各适量。

**调料** 盐、味精、胡椒粉、高汤、植物油各适量。

**做法**

1. 绿豆芽择洗干净；菠菜择洗干净，入沸水焯烫一下，捞出沥水，切段；海米洗净后用水浸泡备用。
2. 热锅温油，下葱段、姜丝、蒜末、海米煸炒出香味，下绿豆芽大火煸炒几下，再下入菠菜段炒匀，加盐、胡椒粉、高汤翻炒片刻，加味精调味即可。

**降压功效** 菠菜有补血止血、利五脏、通血脉、止渴润肠、滋阴平肝等功效，适用于因高血压导致的头痛眩晕、目赤肿痛、便秘者食用。

## 三彩菠菜

**材料** 菠菜300克，鸡蛋2个，水发粉丝100克，水发海米20克，蒜末适量。

**调料** 醋、味精、盐、香油、植物油各适量。

**做法**

1. 将鸡蛋打入碗中，加少许盐搅匀。
2. 炒锅内放入少许油烧热，把鸡蛋液倒入锅内，转动炒锅，让鸡蛋液在炒锅内摊开，煎成蛋皮，再切成丝。
3. 粉丝切成段，与海米放入大碗中备用；将菠菜择洗干净，切成段，在沸水中略焯，捞出马上用凉开水过凉，之后挤干水分，放入盛粉丝的碗里。
4. 将醋、盐、味精、香油、蒜末、蛋皮丝依次放入碗中，调拌均匀后装盘即可。

# 大白菜 DaBaiCai

大白菜原产于我国北方，种类众多，营养价值和医疗价值极高，含有90%以上的纤维素，还含有维生素C、维生素E等，多吃不仅能降低血压血脂，还有护肤养颜的作用，是大众冬季餐桌上的家常菜，有“冬日白菜美如笋”的美誉。

## 降压功效

大白菜性味微寒、甘平，有清热除燥、解渴利尿、通利肠胃的功效。大白菜含有丰富的粗纤维，不但能起到润肠、促进排毒的作用，还能刺激肠胃蠕动，促进大便排泄，帮助消化，对预防肠癌有良好的作用，是高血压患者的基本菜肴。

## 贴心叮咛

❶ 选购时应挑选包心的大白菜，以直到顶部包心紧、分量重、底部突出、根的切口大的为佳。

❷ 对于气虚胃冷的人，不宜多吃大白菜，以免恶心吐沫。

❸ 烹调时应先洗后切，切时应竖着切，以保留水分和营养，不宜在沸水中焯烫过久，以20~30秒为宜。

❹ 腐烂的白菜中含有亚硝酸盐，要禁食。

## 专家推荐对症食疗良方

### 白菜木耳

**材料** 水发黑木耳100克，白菜250克，葱花适量。

**调料** 酱油、盐、花椒、水淀粉、植物油各适量。

**做法**

1. 选择白菜的中段，洗净，切成小片；把水发黑木耳洗净，去蒂，撕成朵。

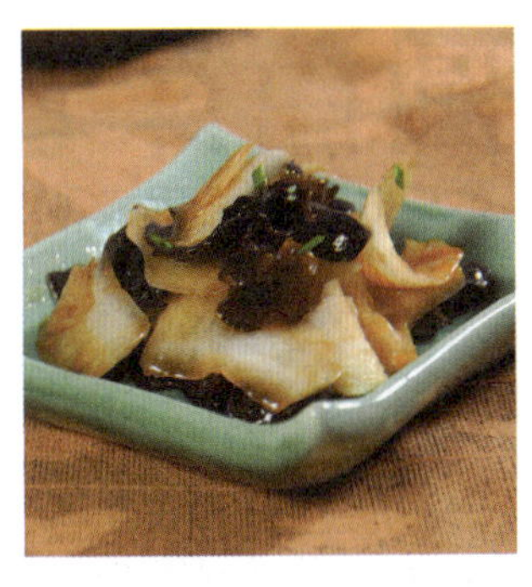

2. 炒锅内放植物油烧热，下花椒炸香，放入葱花煸香，随即下入白菜片煸炒，至白菜片透明时放入黑木耳，加酱油、盐炒匀，用水淀粉勾薄芡即可。

**降压功效** 黑木耳能抑制血脂的上升，阻止心肌、肝、主动脉组织中脂肪沉积，可明显减轻或延缓动脉硬化的形成。同时黑木耳还对血小板的凝集有抑制作用，其所含的腺嘌呤核苷，可减少高血压病诱发脑血栓的可能性；再者，黑木耳属高钾低钠食品，具有很好的降血压作用。常食此菜对高血压病患者伴眼底出血、脑溢血及血栓有显著食疗效果。

## 玻璃白菜

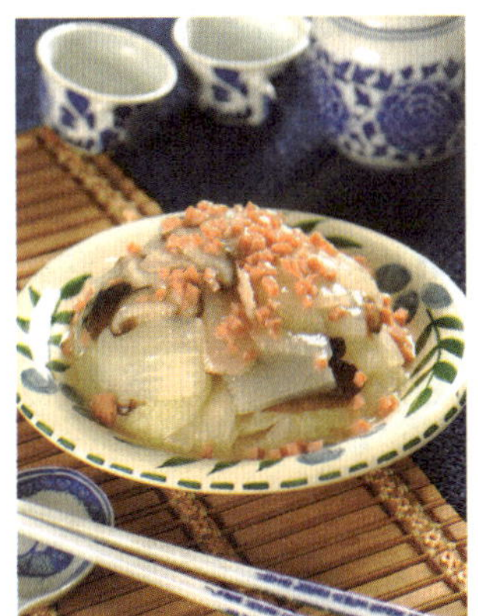

**材料** 白菜500克，水发香菇、火腿末各25克，猪瘦肉100克。

**调料** 味精、盐、香油、水淀粉、植物油各适量。

**做法**

1. 将白菜洗净，取茎部切段；猪瘦肉切成片；水发香菇洗净，切块。

2. 锅内放进植物油，烧热后，放入白菜段滑锅，再放入味精、盐、水、香菇块、肉片，大火烧沸后小火焖 20 分钟取出盛碗，上锅蒸 10 分钟；取出蒸碗，扣在盘中，撒上火腿末。

3. 原汤倒入锅内，加少许水淀粉勾芡，淋入香油，倒在白菜上即可。

**降压功效** 白菜具有促进造血机能恢复的作用，可防止血管硬化，阻止糖类转变成脂肪、防止血清胆固醇沉积。

# 圆白菜 YuanBaicai

圆白菜属于甘蓝的变种，口味清香、脆嫩，四季都能吃到，是主要蔬菜品种之一。近年来，国外一些国家的学者发现，它在抗衰老和防治心脑血管疾病、癌症等方面显现了奇异功效。

## 降压功效

圆白菜是钾的良好来源，其中每 100 克圆白菜含钾量超过 120 毫克。由于钾能够和钠进行置换反应，可将钠排出体外，因而圆白菜是高血压患者的理想菜肴。圆白菜中还含有丰富的果胶、铬及大量粗纤维，不仅能够防止便秘的发生，还能降低血压和胆固醇，阻止碳水化合物吸收，非常适宜肥胖型高血压患者食用。另外，圆白菜还具有较强的抗氧化、防衰老作用，预防心肌梗死、脑梗死等。

## 贴心叮咛

❶ 优质的圆白菜坚硬结实，放在手上很有分量，外面的叶片呈绿色，并且有光泽。

❷ 皮肤瘙痒、眼底充血的患者忌食。因圆白菜的粗纤维含量多，所以脾胃虚寒、泄泻以及小儿脾弱者不宜多食。

❸ 圆白菜富含维生素C，如果存放时间较长，维生素C会被大量破坏，所以最好现吃现买。

## 专家推荐对症食疗良方

### 鲜蘑圆白菜

**材料** 鲜圆白菜400克，鲜蘑菇100克，葱丝、姜片各适量。

**调料** 高汤、料酒、香油、植物油、盐、味精、白糖各适量。

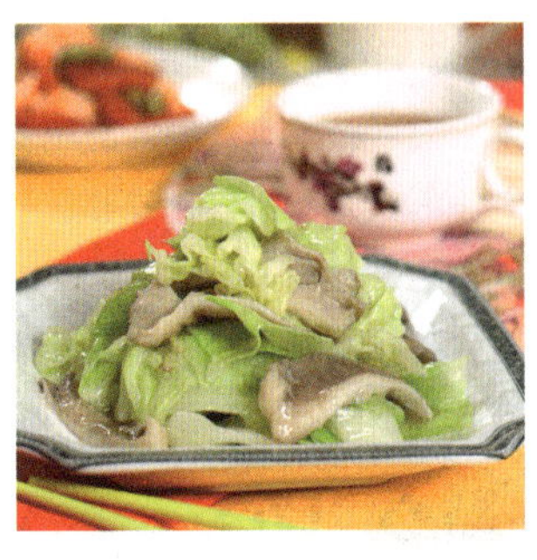

做法

1. 将鲜蘑菇洗净，去蒂，一切两半；鲜圆白菜洗净，切成3厘米长的段。
2. 炒锅置大火上，放入植物油烧热，将姜片和葱丝爆出香味，投入圆白菜段，迅速翻炒几下。
3. 向锅内加入料酒、蘑菇片、盐、白糖和高汤，将熟时调入味精，淋入香油炒匀，即可装盘。

降压功效 圆白菜对血糖、血脂有调节作用，具有良好降压效果，适合高血压病和肥胖病患者食用。而鲜菇中富含的微量元素硒，可使血液中谷胱甘肽过氧化酶的活性增强，防止过氧化物损害机体，提高身体免疫力。

## 圆白菜炝玉米

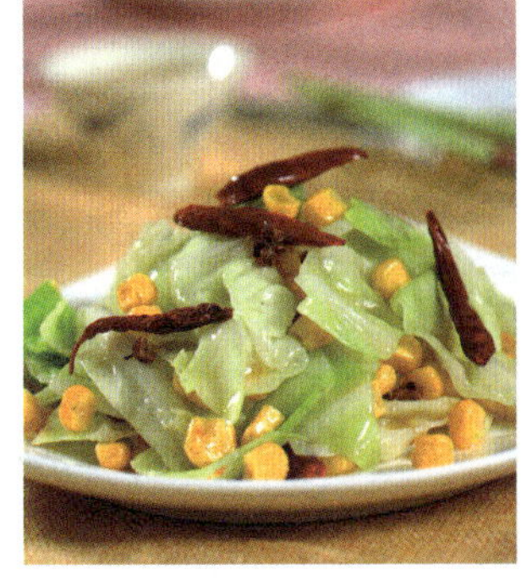

材料 圆白菜300克，玉米粒150克。

调料 盐、味精、鲜汤、干红辣椒段、植物油、花椒各适量。

做法

1. 玉米粒洗净，放入沸水锅中焯熟；圆白菜洗净，切片，焯水后沥干备用。
2. 锅内倒植物油烧热，下干红辣椒段炸至棕红，下花椒炒香，倒入玉米粒、圆白菜炝炒，加入少许鲜汤烧沸，加盐、味精调匀，起锅即可。

# 菜花 CaiHua

菜花质地细嫩，味甘鲜美，食后容易消化，被视为菜中珍品。古代西方人对它推崇备至，素有“天赐的药物”“穷人的医生”的美称。

## 降压功效

菜花的营养较一般蔬菜更丰富，它含有蛋白质、脂肪、糖类、食物纤维、各种维生素和钙、磷、铁等矿物质，是低热量食物，特别适合高血压患者。菜花中含有能刺激细胞制造对机体有益的物质，可预防多种癌症。它还能阻止胆固醇氧化，防止血小板凝结成块，从而减少心脏病与脑卒中（即脑中风）的危险。

## 贴心叮咛

❶ 花球的成熟度，以花球周边未散开的为好；花球的洁白度，以花球洁白微黄、无异味、无毛花的为佳。

❷ 性味平和，诸无所忌，适量食之即可。

❸ 菜花富含维生素C，而笋瓜中含有维生素C分解酶，易将菜花的营养破坏掉，因此两者不宜同食。

❹ 不宜与猪肝同食。菜花含有丰富的纤维素，易与猪肝中的铜、铁、锌等元素形成不易消化的物质，影响人体对微量元素的吸收。

### 专家推荐对症食疗良方

# 清炒鲜菇菜花

**材料** 蘑菇200克，菜花150克。

**调料** 盐、味精、水淀粉、植物油各适量。

**做法**

1. 菜花洗净，掰成小朵，在沸水锅中焯烫至八成熟，捞出沥干水分备用；蘑菇去蒂洗净，切丁。
2. 锅中放适量植物油烧至七成热，下入蘑菇丁煸炒片刻，加入少许盐翻炒，再放入菜花炒熟，用水淀粉勾芡，加味精调味即可。

**降压功效** 本菜具有清热平肝，降脂降压的作用。适用于高脂血症、高血压及冠心病等患者食用。

## 红烧菜花

**材料** 菜花300克，胡萝卜1根，水发冬菇3朵。

**调料** 植物油、料酒、花椒油、酱油、白糖、盐、味精、水淀粉、葱末各适量。

**做法**

1. 将原材料洗净，菜花掰成小瓣，胡萝卜切成菱形块，连同冬菇放入沸水内焯一下，捞出，沥净水分。
2. 将炒锅置火上，放入植物油烧热，下入葱末炝锅，随即把菜花、胡萝卜块、冬菇倒入锅内翻炒两下，加入料酒、盐、白糖、酱油和清水。煮沸后，加入味精，用水淀粉勾芡，淋入花椒油即可。

**降压功效** 菜花中含有大量的类黄酮，类黄酮可以防止感染，还被称为“血管清理剂”，它对阻止胆固醇氧化，防止血小板凝结成块有显著作用，从而大大减少因高血压引发的心脏病与脑卒中的危险。

# 仙人掌 XianrenZhang

鲜仙人掌肉质肥厚，营养丰富，且储存有大量的水分，其所结的果实口感清甜，是一种药食两用的新型的保健蔬菜。在中医典籍《唐本草》中记载：“仙人掌久服长生，坚筋骨，令人不老。”《本草纲目》有“人常食仙人掌可长寿”之说。

## 降压功效

仙人掌含有丰富的钾、钙、铜、铁、锰、锶、硅等矿物质和较高的黄酮类物质及多糖。研究表明，食用仙人掌具有一定的降压和较明显的降低血胆固醇和三酰甘油含量的作用。其蛋白质、糖类的含量较低，能防止因人体营养过剩而导致的肥胖。

仙人掌中的纤维素含量高，能加速胆固醇降解，增强物质代谢，利于体内葡萄糖的吸收，能有效地缓解高血压症状。

**贴心叮咛**

❶ 选购时以茎厚、肉厚、刺少者为佳。

❷ 因仙人掌性寒，所以体质虚寒者忌食。

❸ 由于仙人掌肉茎里含有大量的酸性胶质，如果不经过水中浸泡，吃起来就会很酸。需要经过一番处理，使之滑嫩柔韧，带着淡淡的酸味，十分爽口。

**专家推荐对症食疗良方**

## ▶仙人掌炒牛肉

**材料** 鲜仙人掌50克，牛肉100克。

**调料** 盐、味精、植物油、胡椒粉各适量。

**做法**

1. 仙人掌除去外面刺针，洗净，切薄片；牛肉洗净，切薄片，加入盐、胡椒粉拌匀腌渍入味。
2. 锅内倒入植物油烧热，倒入牛肉片炒至半熟，放入仙人掌片和盐共炒，加入少许清水，焖至熟，加入味精调味即可（可用青、红椒丝做装饰）。

**降压功效** 仙人掌富含钾、钙、铜、铁、锰、黄酮类物质和多糖等营养素，经常食用可帮助降低体内的血脂、血压和胆固醇含量；牛肉中的蛋白质含必需氨基酸较多，且含脂肪和胆固醇较低。二者搭配食用，对高血压、血管硬化、冠心病、肥胖、眼目干涩、失眠心悸等症具有很好的食疗效果。

## ▶仙人掌鲜榨汁

**材料** 仙人掌、菠萝各适量。

**调料** 白糖适量。

**做法**

1. 仙人掌去刺，洗净，去皮，切成小块；菠萝去皮，切块，用淡盐水浸泡 20 分钟。
2. 仙人掌块、菠萝块加适量凉开水（冰镇的更好）及少许白糖，放入厨用搅拌机中搅碎。
3. 用纱布滤掉果蓉，即成 1 杯可口的仙人掌鲜榨汁。

**降压功效** 仙人掌味苦、性寒，可清热解毒、行气活血，适合肥胖所致的高血压患者食用。同时仙人掌对心、肺、胃等脏器也有显著的保健功效，可防治因高血压并发的心、肺、胃疾病。

# 辣椒 LaJiao

辣椒，又名尖椒，形状呈圆锥形或长圆形，未成熟时呈绿色，成熟后变成红色。青辣椒可以作为蔬菜食用，干红辣椒则多作为调味品来用。辣椒因含有辣椒素而有辣味，能增进食欲。辣椒中维生素 C 的含量在蔬菜中居第一位。

## 降压功效

辣椒含有一种特殊物质，能加速新陈代谢，促进荷尔蒙分泌，保健皮肤。富含维生素 C，可以控制心脏病及冠状动脉硬化，降低胆固醇。研究证明，辣椒素能显著降低血压。

## 贴心叮咛

❶ 选购时，以果实外形如同圆锥体或长圆筒形、嫩果呈绿色、老熟后呈赤色或红色、辣味足、色泽光亮、新鲜饱满、椒体颜色通透红润为佳。

❷ 阴虚火旺及患咳嗽、目疾者忌食。

❸ 辣椒中的维生素C不仅不耐热，而且易与铜器发生化学反应，因此烹制时要大火快炒，并且注意不要用铜质餐具烹制。

专家推荐对症食疗良方

## 山药炒甜椒

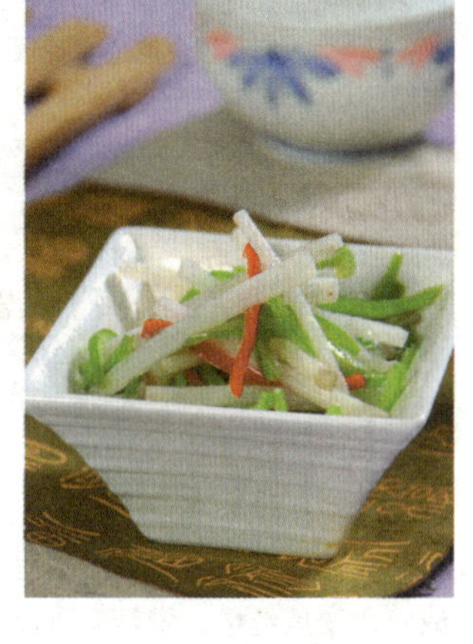

**材料** 山药300克，青柿子椒、红柿子椒各50克，葱丝、姜丝各适量。

**调料** 白糖、白醋、盐、鸡精、植物油各适量。

**做法**

1. 山药去皮，切丝；青柿子椒、红柿子椒分别去蒂、子，洗净切丝；山药丝、青椒丝和红椒丝分别焯水，捞出过凉沥干。
2. 锅置火上，放油烧热，放入葱丝、姜丝炒香，下山药丝和青椒丝、红椒丝翻炒 5 分钟左右。
3. 加入白糖、盐、白醋、鸡精调味，加入少许清水略煮即可。

**降压功效** 本品具有润肺补气，滋阴补肾的作用。适宜因高血压导致的肺虚咳嗽、午后潮热、盗汗烦躁、心悸失眠、久泻便溏者食用。

## 肉丝炒甜椒

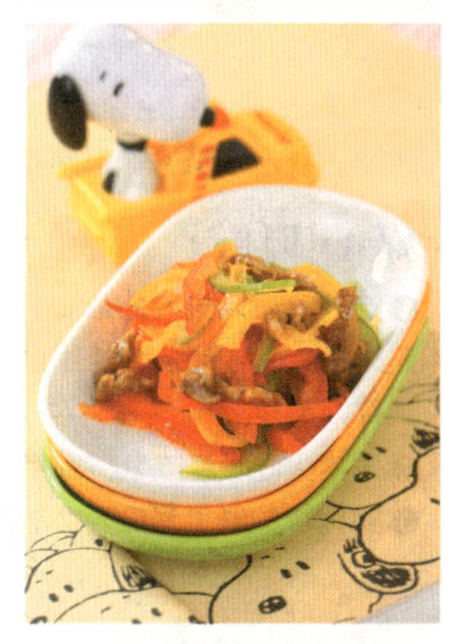

**材料** 猪瘦肉30克，红椒、黄椒、青椒各60克，鸡蛋1个（打成蛋液），葱末、姜末各适量。

**调料** 淀粉、水淀粉、植物油、花椒水、香油、盐各适量。

**做法**

1. 猪瘦肉洗净，切丝，将鸡蛋液和淀粉拌成糊，给猪瘦肉丝上浆；红、黄、青椒分别去蒂、子，洗净，切丝。
2. 锅内倒入植物油烧至五成热，放入

猪瘦肉丝炒至变白，捞出。

3. 锅内留少许油，炒香葱末、姜末，放入花椒水、猪瘦肉丝、三色椒丝略炒，加盐及适量水炒熟，用水淀粉勾芡，淋上香油即可。

**降压功效** 甜椒含独特的椒红素成分，具有抗氧化作用，能保护高密度胆固醇，避免受到活性氧的攻击，进而消除黏在血管壁的胆固醇，有降低胆固醇、血压，强健血管，顺畅血液循环的作用，可预防动脉硬化、高血压、心脏病等症。

# 黑木耳 HeiMuEr

黑木耳是生长在朽木上的一种质优味美的食用菌和药用菌，因形状似人的耳朵而得名。黑木耳营养丰富，可与动物性食物相媲美，是一种极佳的天然补血蔬菜，含铁量极高，有“素中之荤”、“菌中之花”之称。

## 降压功效

黑木耳是极好的降压食品。其纤维素含量极高，能很好地清除血管内的垃圾，预防心脑血管疾病，并且可稀释大肠中的致癌物质，有助于预防大肠癌。黑木耳还有调节血糖、降低血液黏稠度、降低血胆固醇的作用。吃黑木耳可以增加饱腹感，有助于控制体重，保持体形，尤其适宜肥胖型高血压病患者食用。

## 贴心叮咛

❶ 黑木耳以熟食为宜，这样更利于人体对黑木耳多糖的吸收作用，特别是消化功能相对较弱的老年朋友更应格外注意。

❷ 黑木耳与冰糖搭配炖化服，用于阴虚肺燥、干咳无痰或痰黏量少。

❸ 黑木耳含铁量比较高，有补血作用；红枣是补血佳品，两者搭配，补血效果更明显，尤其适合女性食用。

专家推荐对症食疗良方

## 凉拌木耳丝

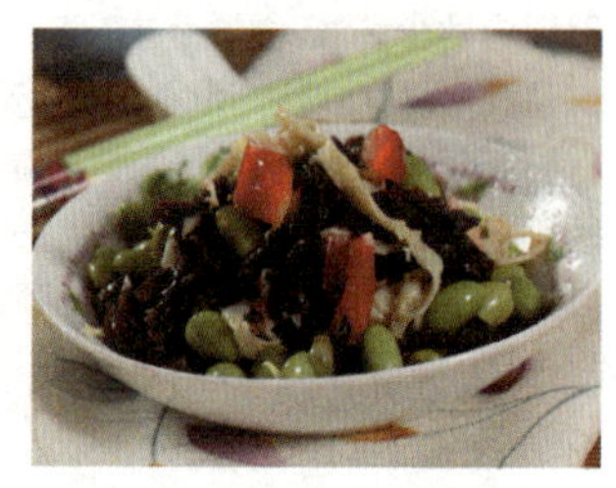

材料 鸡蛋2个，水发黑木耳150克，青豆100克，葱适量。

调料 盐、香油、醋、酱油、植物油各适量。

做法

1. 把葱洗净，切末，与盐、香油、醋、酱油调成味汁备用；鸡蛋打散，平底锅加植物油烧热，放入蛋液，摊成蛋饼，然后切为细丝。
2. 黑木耳洗净，切丝，在沸水中焯熟后，沥干凉凉；青豆洗净，入沸水煮熟后，捞出过凉沥干。
3. 把鸡蛋丝、黑木耳丝、青豆一起放盘中，加入调好的味汁搅拌均匀即可。

降压功效 本品具有补肝肾、降血压之功效，适于阴阳两虚型高血压病症见头晕眼花、耳鸣健忘、腰膝酸软、面色少华、间有烘热、神疲乏力、夜间多尿、肢清足冷、心悸、气急、舌质淡、脉沉细无力等患者食用。

## 木耳生菜

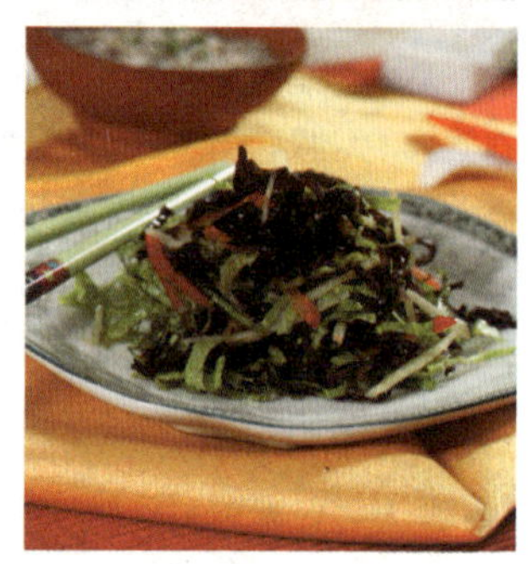

材料 生菜400克，水发黑木耳丝50克，干红辣椒2个，姜适量。

调料 盐、味精、醋、香油、白糖各适量。

做法

1. 生菜择洗干净，切为长段，加入少许盐稍腌备用；干红辣椒去蒂、子，泡软切丝；姜去皮，切丝。
2. 将生菜段挤去水分，加醋、白糖、盐、味精拌匀，装入盘内，放上干红辣椒丝、黑木耳丝、姜丝，淋入香油，拌匀即可。

降压功效 此菜具有减低血液凝块的作用，常食对冠心病和心脑血管疾病有良好的防治效果。

# 银耳 YinEr

银耳既是名贵的滋补佳品，也是扶正强壮之药品，被人们誉为“菌中明珠”，有极强的滋补功效。

## 降压功效

银耳中的酸性多糖类物质，能增强人体的免疫力。银耳中的膳食纤维可助胃肠蠕动，减少脂肪吸收，从而达到减肥的目的。中医学认为，银耳味甘、性平，入肺、胃、脾经，有养阴生津、润肺健脾的作用，对高血压患者很有好处。

## 贴心叮咛

❶ 以色泽黄白，气味清香，带韧性，无杂色，无碎渣者为佳品。
❷ 性味平和，诸无所忌，适量食之即可。
❸ 银耳与粳米配伍熬粥，用于虚热口渴、大便秘结者。

## 专家推荐对症食疗良方

### 榨菜炒银耳

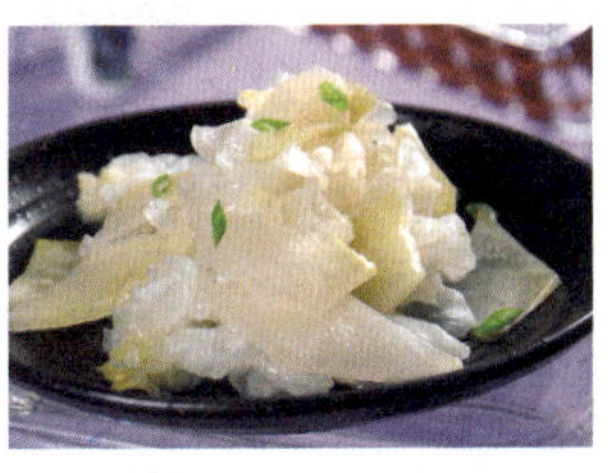

**材料** 水发银耳300克，榨菜200克，葱末、姜末、蒜末各适量。

**调料** 盐、味精、白糖、植物油各适量。

**做法**

1. 银耳去蒂，洗净，撕成小朵；榨菜洗净，切成象眼片，入沸水锅中焯烫一下，捞出沥干水分备用。
2. 锅置火上，倒入植物油烧至五成热，放入葱末、姜末、蒜末炝锅，放入榨菜片、银耳翻炒，再加入盐、白糖翻炒至熟，出锅前加味精调味即可。

**降压功效** 本品具有清热解毒、益气降压、平肝潜阳、健脾止泻的作用，适宜肝火上炎型高血压患者食用。

## 银耳羹

**材料** 银耳15克，冰糖150克，鸡蛋1个。

**调料** 猪油少许。

**做法**

1. 把银耳放在35℃～60℃的温水中浸泡30分钟，待其发透后去蒂，除杂质，撕成瓣状，放入洁净的锅中，加入适量水，置大火上烧沸，移小火上炖熬3小时，待银耳熟透为止。
2. 冰糖放入另一锅中，加水适量，置大火上熬化成汁。对入鸡蛋清搅匀后，撇去浮沫，将糖汁缓缓冲入银耳锅中，起锅前，加少许猪油，使之更加滋润可口。

**降压功效** 银耳有滋阴补肾润肺，生津止咳，强心健脑，补益补血等功能。本品适宜因高血压导致的心情浮躁、口渴不止、失眠多梦、体虚倦怠、心悸胸闷者食用。

# 口蘑 KouMo

口蘑是世界各地人民非常喜爱的食物，很多国家称之为“菜中之王”。口蘑是高蛋白质、低脂肪、富含天然维生素的食物。

## 降压功效

富含微量元素硒的口蘑是良好的补硒食品。喝下口蘑汤数小时后，血液中的硒含量和血红蛋白数量就会增加，它能够防止过氧化物损害机体，避免因缺硒引起的血压升高和血黏度增加，提高免疫力。它所含的大量植物纤维，具有防治便秘、促进排毒、预防糖尿病及大肠癌、降低胆固醇含量的作用。

## 贴心叮咛

❶ 性味平和，诸无所忌，适量食之即可。

❷ 最好吃鲜蘑。市场上有泡在液体中的袋装口蘑，食用前一定要多漂洗几遍，以去掉某些化学物质。

❸ 吃法上以做汤为好，不要放鸡精或味精，这样可以保持口蘑本身的鲜味。

## 专家推荐对症食疗良方

### 胡萝卜炒口蘑

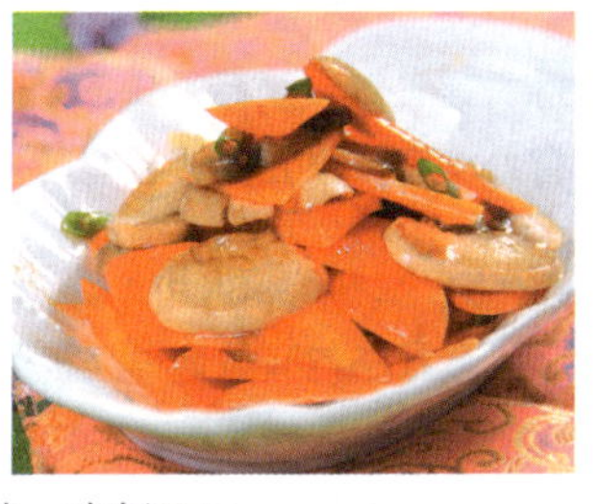

**材料** 水发口蘑250克，胡萝卜200克，葱段、姜丝、蒜末各适量。

**调料** 酱油、盐、味精、胡椒粉、白糖、水淀粉、植物油、高汤各适量。

**做法**

1. 口蘑、胡萝卜洗净，切成片，分别焯熟，过凉沥干。
2. 热锅温油，下葱段、姜丝、蒜末炒出香味，放口蘑片和胡萝卜片炒匀，加酱油、盐、胡椒粉、白糖、高汤烧5分钟，起锅前加味精调味，用水淀粉勾芡收汁即可。

**降压功效** 胡萝卜可健脾消食、补肝明目、清热解毒、降气止咳；口蘑可宣肺解表，益气安神。本菜适宜因高血压导致的便秘、心神不安、失眠、肠胃不适、视力减退等症。

### 黄瓜炒杂菇

**材料** 黄瓜300克，鲜平菇、口蘑、香菇各100克，蒜片适量。

**调料** 盐、植物油、酱油、白糖各适量。

**做法**

1. 平菇、口蘑、香菇分别去蒂洗净，并切成大块备用；黄瓜洗净，切大块，用盐腌渍一下。

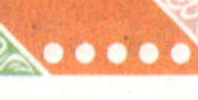


2. 锅中倒油烧热，倒入所有的蘑菇块，翻炒 5 分钟，大火收汁。

3. 倒入适量酱油，加蒜片继续翻炒，加少许盐、白糖调味，最后倒入黄瓜块稍炒即可。

**降压功效** 黄瓜可利水消肿，清热利尿；蘑菇可益神开胃，化痰理气。对于高血压所致的精神不振、食欲大减、尿浊不禁、腹胀等症有显著的食疗效果。

# 金针菇 JinZhenGu

金针菇菌盖小巧细腻，呈黄褐色或淡黄色，菌柄形似金针，故得名。金针菇是菇类中的“蛋白质库”，且含锌量高，能促进儿童智力发育，被誉为“益智菇”。

## 降压功效

金针菇能有效地增强机体的生物活性，促进体内新陈代谢，有利于食物中各种营养素的吸收和利用，对生长发育也大有益处。它还可抑制血脂升高，降低胆固醇，防治心脑血管疾病和糖尿病。中医学认为，金针菇味甘、性凉，有降压、降脂、补肝、益肠胃、抗癌的作用，主治糖尿病、肝病、胃肠道炎症、溃疡、癌瘤等病症。

## 贴心叮咛

❶ 优质的金针菇颜色应该是淡黄至黄褐色，菌盖中央较边缘稍深，菌柄上浅下深；还有一种色泽白嫩的，应该是污白或乳白。

❷ 胃肠功能差者不宜吃太多。

❸ 金针菇越是新鲜越危险，因为新鲜的金针菇含有一种叫秋水仙碱的毒素，能使人在短时间内出现腹痛、呕吐、腹泻等症状，而且它还可以轻易地破坏细胞核，彻底杀死细胞。反而是那些加工处理过或晾干的金针菇是无毒的，所以吃火锅的时候一定要将金针菇彻底煮熟后再吃。

专家推荐对症食疗良方

## 凉拌金针菇

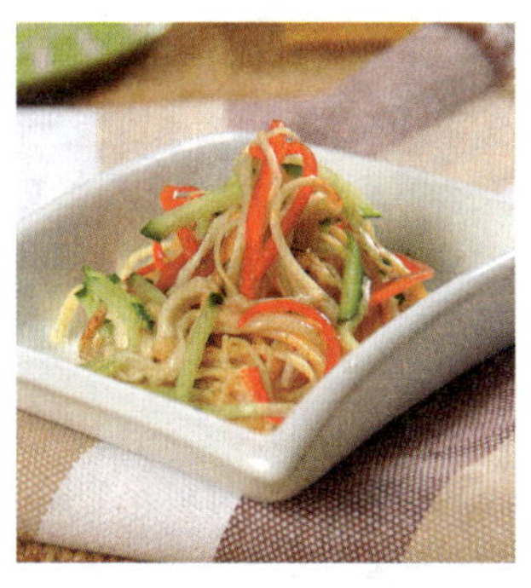

**材料** 金针菇150克，黄瓜、红椒各50克，蒜末、姜末、葱丝、香菜各适量。

**调料** 盐、白糖、醋、味精各适量。

**做法**

1. 金针菇去根洗净，放沸水锅里焯透，沥干水分备用。
2. 黄瓜洗净，去皮切成丝；红椒洗净，切丝；香菜洗净，切段。
3. 把盐、白糖、醋、味精、蒜末、姜末放进一个小碗里，加少许凉开水调成味汁。
4. 金针菇、黄瓜丝、红椒丝、葱丝、香菜段放入小盆中，将调好的味汁倒入盆中搅拌均匀即可。

**降压功效** 金针菇可活血散瘀、降低血压，而且金针菇高钾低钠，常食可以降低血压，减少胆固醇的囤积，预防心血管疾病。

## 金针猪心汤

**材料** 金针菇100克，猪心1个，油菜少许。

**调料** 盐适量。

**做法**

1. 猪心洗净，入沸水中焯烫，捞起挤去血水，洗净切薄片；油菜洗净；金针菇洗净备用。
2. 锅内加水煮沸，分别放入猪心片、金针菇、油菜煮熟。
3. 将所有材料盛入碗内，加盐调味即可。

**降压功效** 金针菇是一种高钾低钠食品，所以非常适合高血压患者、肥胖者和中老年人食用，可以起到抑制血脂升高，降低胆固醇，防治心脑血管疾病的功效。

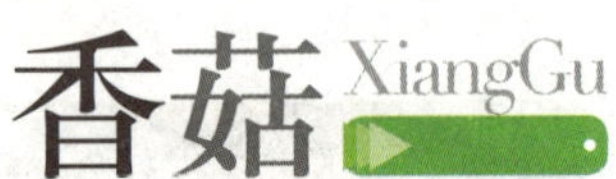

# 香菇 XiangGu

香菇是一种高蛋白、低脂肪的保健食品，是菌类中的“灵芝草”，素有“蘑菇皇后”“干菜之王”的美称。香菇味道鲜美，营养丰富，老少皆宜，自古以来就被誉为“仙家之珍品”，是延年益寿的上品，美国科学家称之为“抗癌新兵”。

## 降压功效

香菇中含有嘌呤、胆碱、酪氨酸、氧化酶以及某些核酸物质，能起到降血压、降胆固醇、降血脂的作用，又可预防动脉硬化、肝硬化等疾病。同时香菇还是优质的高钾食物，可预防食盐摄入引起的高血压升高。中医学认为，香菇味甘、性平，归脾、胃经，能补脾胃，益气和中。

## 贴心叮咛

❶ 香菇一般以体圆，菇体整齐，质干脆而不碎为好。开头如伞，菇伞顶上有似菊花一样白色裂纹，色泽褐黄光润，朵小柄短，质嫩肉厚，有芳香气味，即为质好的香菇。

❷ 脾胃寒湿气滞或皮肤瘙痒患者忌食。

❸ 泡发香菇的水不要丢掉，其中富含营养物质。香菇汁完全可以代替降压剂，且无副作用。

❹ 体积特别大的鲜香菇不要吃，多是用激素催肥的，大量食用对身体不利。

## 专家推荐对症食疗良方

### 芦笋扒香菇

**材料** 芦笋、鲜香菇各200克，高汤100毫升。

**调料** 植物油、料酒、老抽、水淀粉、蚝油、香油、鸡精、盐各适量。

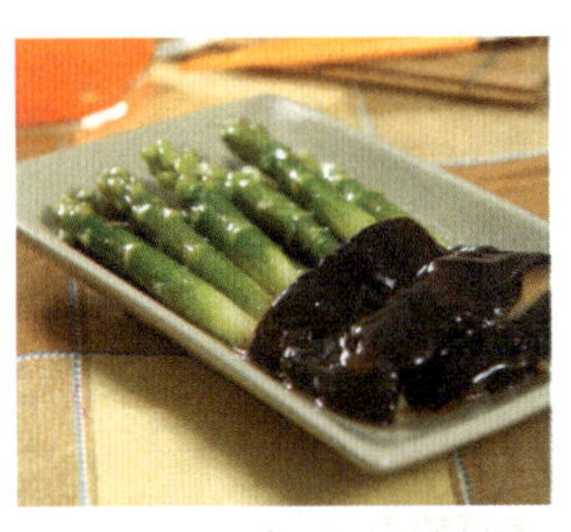

**做法**

1. 将鲜香菇去蒂，洗净；芦笋去硬皮，洗净；鲜香菇用清水泡发，和芦笋分别焯烫后，捞出沥水备用。
2. 锅置火上，加植物油烧热，放入芦笋清炒熟后，捞出沥油，装盘；留底油烧热，放入香菇翻炒，再加入高汤、料酒、蚝油、老抽、盐煮沸，放入鸡精，水淀粉勾芡后淋入香油，盛入芦笋盘中即可。

**降压功效** 芦笋性凉味甘，具有补虚强身、去脂减肥、降压降脂等功用；香菇性平，味甘，有消食去脂、降血压等功效。二者搭配在一起，对高血压、高脂血症、水肿、肥胖等症有显著的食疗效果。

## 香菇四季豆

**材料** 水发香菇150克，四季豆段400克，葱末、姜末、蒜末各适量。

**调料** 盐、味精、白糖、酱油、植物油、高汤、水淀粉各适量。

**做法**

1. 将四季豆段焯透；香菇去蒂，洗净切片，焯烫后捞出沥干水分。
2. 热锅热油，下入四季豆段炸熟，捞出沥油；锅内留底油，放葱末、姜末、蒜末炝锅，倒入四季豆段、香菇片，加入盐、白糖、酱油炒匀，加少许高汤稍焖一会儿，加味精调味，用水淀粉勾芡即可。

**降压功效** 香菇能起到降低胆固醇、降血压的作用。香菇汁完全可以代替降压剂，而且没有副作用。平常多吃香菇能起到防癌、抗癌的作用，腹壁脂肪较厚的患者多吃香菇，有一定的减肥效果，很适合肥胖的高血压患者长期食用。

# 海带 HaiDai

海带形状像带子，最长者可达 7 米，是一种低脂而富含碘、钙、铜等多种微量元素的海藻类食物。

## 降压功效

海带是一种含碘量很高的海藻，常食海带能增加碘的摄入，大量增加钙的吸收，降低胆固醇与脂肪的积聚，对高血压、动脉硬化及脂肪过多症有一定的预防和辅助治疗作用。海带上附着的一层白霜似的白粉，是贵重的药用物质甘露醇，具有降低血压、利尿和消肿的作用。

## 贴心叮咛

❶ 优质海带的色泽为深褐或深绿，叶片长而宽阔，肉厚且不带根；表面有微呈白色粉状的甘露醇，含沙量和杂质量均很少。

❷ 脾胃虚寒者忌食，身体消瘦者不宜食用。

❸ 海带不易煮烂，应把成捆的干海带解开，放在蒸笼里蒸半个小时，再用清水泡上一夜，则会变得软烂。

专家推荐对症食疗良方

## ▶海带炖豆腐

**材料** 老豆腐300克，海带200克，泡发海米20克，葱段、姜片各适量。

**调料** 盐、味精、酱油、植物油、高汤、香油各适量。

**做法**

1. 海带冲洗干净后切丝；老豆腐洗净切块，入沸水中煮 5 分钟，盛出沥水备用。
2. 锅置火上，倒入植物油烧至五成热，下入葱段、姜片炝锅后，下入豆腐块、海带丝，烹入酱油，加高汤、盐、泡发海米，小火炖 20 分钟，出锅前加味精调味，淋香油即可。

**降压功效** 海带中所含的海带氨酸具有降压作用，而所含的淀粉硫酸脂具有降血脂作用；豆制品中含镁很丰富，镁盐可通过舒张血管达到降压作用。二者搭配在一起，非常适合高血压、高脂血症患者食用。

## 海带烧黄豆

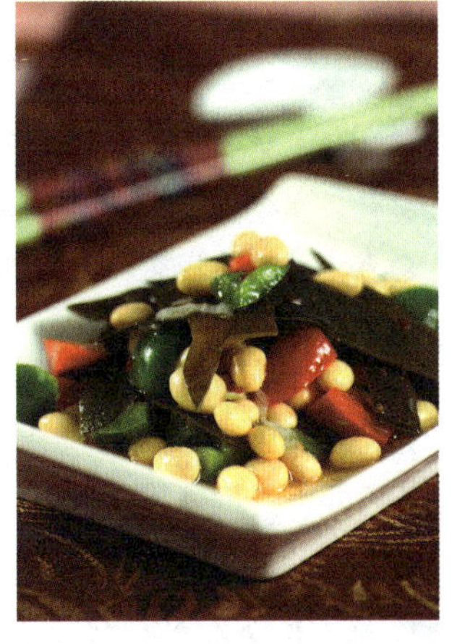

**材料** 水发海带250克，黄豆50克，红椒丁、青椒丁各25克，葱花适量。

**调料** 花椒粉、盐、鸡精、水淀粉、植物油各适量。

**做法**

1. 水发海带洗净，切段；黄豆泡发，洗净。
2. 锅内倒植物油烧至七成热，加葱花和花椒粉炒香，放入海带段和黄豆翻炒均匀，加适量清水烧至黄豆熟透。
3. 倒入红椒丁、青椒丁翻炒2分钟，加盐和鸡精调味，用水淀粉勾芡即可。

**降压功效** 海带能有效地降低颅内压、眼内压，减轻脑水肿等，可以说，海带是降压效果最好的食品之一。海带还可以有效减少心脏脂肪，有效地预防心脏病、高血压、血管硬化和脂肪过多等症。

# 紫菜 ZiCai

紫菜所含蛋白质在海藻类食物中居首位，和大豆中所含的蛋白质差不多，是等量蘑菇的9倍、大米的6倍、面粉的3倍。

### 降压功效

紫菜所含的多糖具有明显增强细胞和体液免疫的功能，可促进淋巴细胞转化，提高机体的免疫力；并能显著降低血清胆固醇的总含量，能降低血压，治头晕眼花，防血管硬化。紫菜含碘量很高，可降低胆固醇与脂肪的积聚，对高血压、动脉硬化及脂肪过多症有一定的预防和辅助治疗作用。中医学认为，紫菜味甘、咸，性寒，具有化痰软坚、清热利水、补肾养心的功效。用于水肿、高血压等症。

## 贴心叮咛

❶ 选购紫菜，以深紫色、薄而有光泽的较新鲜。

❷ 不宜多食。消化功能不好、脾虚者少食，否则可致腹泻。凡是褪色、发红、霉变的紫菜，都不宜食用。

❸ 若泡发好的紫菜呈蓝紫色，说明紫菜已经被有毒物质污染，不宜食用。

❹ 蛤蜊是一味清补之品，蛋白质多，脂肪少，与紫菜配伍食用，适宜高脂血症患者。

## 专家推荐对症食疗良方

### ▶紫菜炒鸡蛋

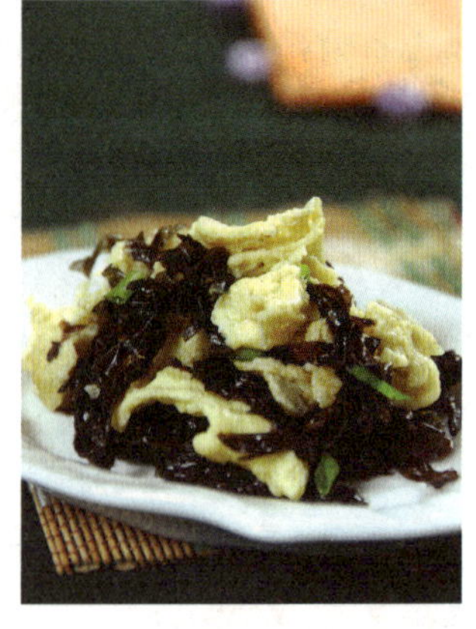

**材料** 干紫菜30克，鸡蛋2个，葱花适量。

**调料** 盐、植物油各适量。

**做法**

1. 将紫菜用水泡发，洗净，撕开成丝，沥水。
2. 鸡蛋磕入碗中搅散，加盐搅匀。
3. 将炒锅置大火上，加入植物油烧至六七成热，倒入鸡蛋液，炒成小块时，加紫菜丝炒匀，加葱花、盐调味即可。

**降压功效** 此菜具有化痰软坚，清热利水，补肾养心的功效。适用于因高血压导致的口渴、心烦、水肿、便秘者食用。

### ▶生菜紫菜汤

**材料** 生菜100克，干紫菜10克，葱段适量。

**调料** 花椒粉、盐、鸡精、植物油各适量。

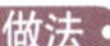

做法

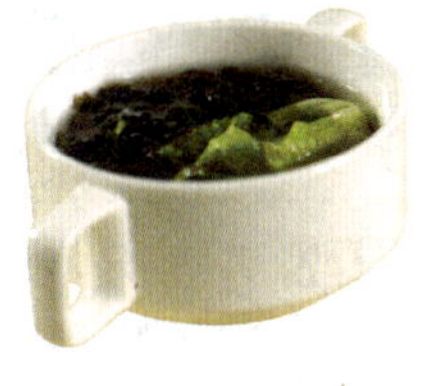

1. 生菜择洗干净，撕成小片；紫菜洗净，撕成小片。
2. 锅内倒植物油烧至七成热，放入葱段和花椒粉炒香，倒入适量清水。
3. 水沸后将生菜和紫菜倒入锅内煮 2 分钟，用盐和鸡精调味即可。

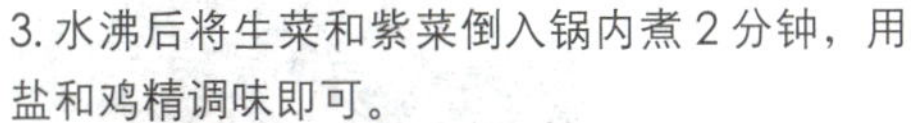

**降压功效** 紫菜可以清凉泄热，利尿消肿，软坚化痰，补肾，降低血浆胆固醇含量；生菜有消炎，利尿，降压降脂等作用。二者搭配食用对高血压导致的水肿、心烦、肥胖、小便淋沥不尽等食疗效果显著。

# 鹌鹑 AnChun

鹌鹑是一种头小、尾巴短、不善飞的赤褐色小鸟。鹌鹑肉是典型的高蛋白、低脂肪、低胆固醇食物，特别适合中老年人以及高血压、肥胖症患者食用。鹌鹑可与补药之王人参相媲美，被誉为“动物人参”。

## 降压功效

鹌鹑肉是典型的高蛋白、低脂肪、低胆固醇食物，含有丰富的卵磷脂，可抑制血小板凝聚，阻止血栓形成，保护血管壁，阻止动脉硬化。对高血压、动脉硬化、糖尿病、肥胖症及营养不良、体虚乏力、贫血头晕、肾炎水肿等症有一定疗效，特别适合患高血压的中老年人食用。中医学认为，鹌鹑肉味甘、性平，归大肠、心、肝、脾、肺、肾经，可补中益气，清利湿热，降压降脂。

## 贴心叮咛

❶ 野生鹌鹑尾短翅长而尖，上体有黑色和棕色斑相间杂，具有浅黄色羽干纹，下体灰白色，味道较鲜美。

❷ 鹌鹑性味平和，诸无所忌，适量食之即可。

专家推荐对症食疗良方

## ▶双味鹌鹑

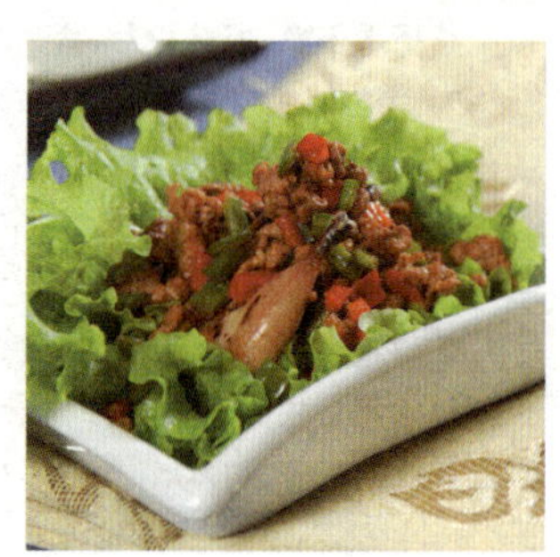

**材料** 鹌鹑1只，青椒、红椒各20克，生菜叶2张，鸡蛋1个。

**调料** 料酒、盐、酱油、白糖、味精、水淀粉、植物油各适量。

**做法**

1. 将鹌鹑处理干净，取腿肉，用盐、味精、酱油腌渍入味后，油炸至熟，围在盘边；盘中用洗净的生菜叶垫底。
2. 鸡蛋取蛋清；将鹌鹑胸脯肉切成丁，用盐、鸡蛋清、水淀粉上浆；青椒、红椒洗净切片。
3. 锅置火上烧热，放入植物油，待油温六成热时，投入鹌鹑肉丁滑油至变色，倒入漏勺沥去油。
4. 锅再上火放入油，放入青椒片、红椒片略煸，投入鹌鹑肉丁，加入料酒、盐、酱油、白糖、味精搅拌均匀，用水淀粉勾芡，起锅装盘即可。

**降压功效** 本品具有补肝肾、降血压之功效，适于阴阳两虚型高血压所引起的头晕眼花、耳鸣健忘、腰膝酸软、面色少华、神疲乏力、夜间多尿、肢清足冷、心悸、气急、舌质淡、脉沉细无力等患者食用。

## ▶红小豆炖鹌鹑

**材料** 鹌鹑2～3只，红小豆50克，生姜片、葱段各10克。

**调料** 盐5克，味精、胡椒粉各3克，料酒30毫升，清汤1500毫升。

**做法**

1. 将红小豆洗净；鹌鹑杀后去毛、内脏，剁去脚爪，入沸水锅内焯去血水，洗净备用。
2. 将锅置火上，注入清汤，放入红小豆、葱段、姜片、胡椒粉，烧沸后小火慢炖 90 分钟，放入鹌鹑再炖烂，入味精、盐、料酒调味，拣去姜、葱即可。

**降压功效** 鹌鹑可补五脏，益精血，温肾助阳；红小豆可利尿减肥。二者同食可利水除湿，益气补虚，消脂减肥。常食本品可辅助治疗水肿、肥胖型高血压、贫血、肝大、肝硬化、腹水等多种疾病。

# 鲤鱼 LiYu

鲤鱼体态肥壮，肉质鲜嫩，因其鳞上有十字纹理，故称“鲤鱼”，是人们日常喜爱食用的鱼类产品，也是逢年过节家家必备的菜肴之一。

## 降压功效

鲤鱼的脂肪成分多为不饱和脂肪酸，能很好地降低胆固醇，可以防治高血压病、高脂血症及其他并发症，并能供给人体必需的氨基酸、矿物质、维生素A和维生素D。中医学认为，鲤鱼味甘、性平，入脾、肾、肺经，有补脾健胃、利水消肿、通乳、下气、清热解毒之功。

## 贴心叮咛

❶ 新鲜的鲤鱼鳞片紧贴鱼体，有光泽，用手触摸时有腻滑感，按压时觉得结实有弹性。

❷ 鲤鱼是发物，所以患有恶性肿瘤、支气管哮喘、小儿痄腮、痈疽、荨麻疹等疾病之人均忌食。

❸ 忌与绿豆、芋头、牛羊油、猪肝、鸡肉、荆芥、甘草、南瓜同食。

❹ 鲤鱼用于通乳时应少放盐。

❺ 鲤鱼胆汁有毒，吞食生、熟鱼胆都会中毒，引起胃肠症状、肝肾功能衰竭、脑水肿、中毒性休克，严重者可致死亡。

❻ 鲤鱼不宜与天冬、朱砂同食。

## 专家推荐对症食疗良方

### 红小豆鲤鱼汤

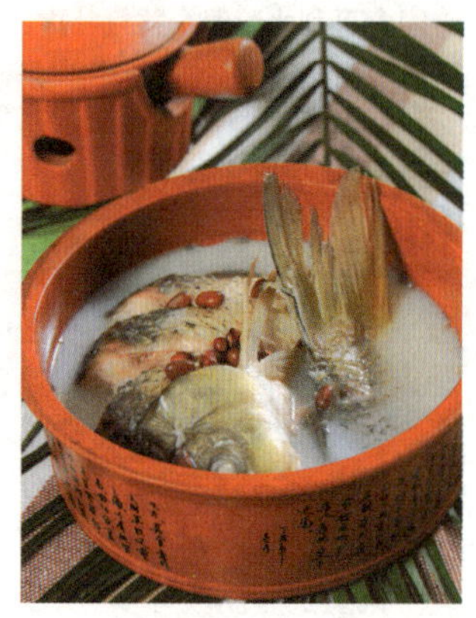

**材料** 红小豆、大米各50克，鲤鱼1条。

**调料** 盐、味精各适量。

**做法**

1. 将鲤鱼宰洗干净，切鱼片；红小豆、大米分别洗净备用。
2. 锅置火上，放入鱼片和适量清水煮鱼汤。
3. 将红小豆、大米放入另一锅内，加适量水煮粥，将熟时放入鱼片和鱼汤，加入盐、味精调匀即可。

### 黑豆红枣鲤鱼煲

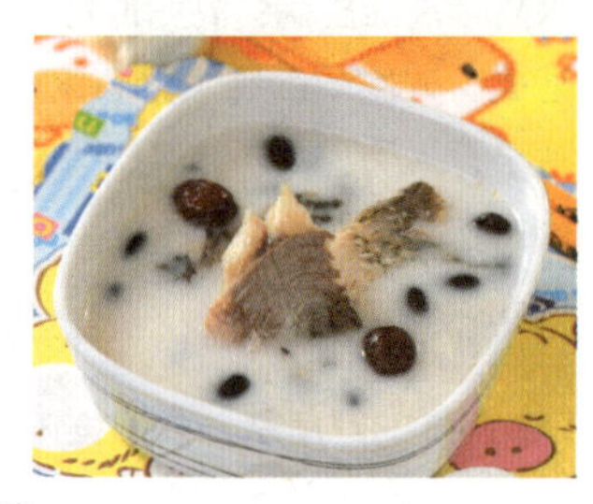

**材料** 鲤鱼750克，黑豆100克，红枣20克，姜片、葱段各适量。

**调料** 盐、味精、鸡汤、料酒各适量。

**做法**

1. 鲤鱼处理干净，剁成大块，放入沸水锅中焯烫，捞出；黑豆、红枣分别洗净。
2. 煲锅置火上，加入鸡汤，放入焯好的鲤鱼块、姜片、黑豆、红枣、葱段、料酒，用大火烧沸，撇去浮沫，盖好盖，用小火煲2小时，待熟烂后，放入适量盐、味精调味即可。

# 鳗鱼 ManYu

鳗鱼含有丰富的脂肪，其肉和肝中维生素A的含量特别高，是一种高级滋养品，被称为“水中人参”，在日本被称为“力气食物”。

## 降压功效

鳗鱼是含不饱和脂肪酸 EPA 和 DHA 最高的鱼类之一，不仅可以降低血压和血脂、抗动脉硬化、抗血栓，还能为大脑补充必要的营养素。鳗鱼的锌含量、维生素 E 的含量都很高，可辅助预防衰老、糖尿病和动脉硬化。中医学认为，鳗鱼可降压、降脂、补虚养血、祛湿抗痨，是久病、虚弱、贫血、高血压患者的良好营养品。

## 贴心叮咛

❶ 新鲜鳗鱼肉的色泽是红色或暗红色，表面有油感显水性，用手触摸有弹性。

❷ 鳗鱼忌与醋、白果同食。

❸ 选择新鲜活体、表面具光泽、弹力强的小尾鳗鱼较佳，避免急冻冷藏，冷藏的鳗鱼身体会缩窄变薄，口感变得不好。

❹ 鳗鱼血清有毒，为预防鳗血中毒，除不吃生鱼和不生饮鳗血外，口腔黏膜、眼黏膜和受伤手指均须避免接触鳗血，以免引起炎症。

## 专家推荐对症食疗良方

### 烤鳗鱼鸡蛋卷

**材料** 鸡蛋6个，烤鳗鱼若干。

**调料** 盐、鸡精、白糖、植物油各适量。

**做法**

1. 鸡蛋打散，加盐、鸡精、白糖调味搅匀；烤鳗鱼切成粗条。
2. 平底锅内均匀地涂上一层油，烧热后加入少许蛋液，摊成蛋皮，在上边放入一些烤鳗鱼条，将蛋皮卷起。按上述方法做成若干蛋卷，冷却后切块装盘即可。

**降压功效** 本品具有行气解毒、降脂降压之功效，适于肝肾阴虚型高血压病Ⅰ期、Ⅱ期患者食用。

## 百合炖鳗鱼

**材料** 百合、山药各30克，鳗鱼250克，葱花适量。

**调料** 盐、味精各适量。

**做法**

1. 将鳗鱼宰杀，去除肠脏，清洗干净，晾干备用；山药去皮，洗净，切块；百合洗净。
2. 将鳗鱼与山药块、百合同放入瓦锅内，加适量清水，隔水炖熟，加盐、味精、葱花调味即可。

**降压功效** 本品有滋肾润肺、清热解毒、益气降压、清心安神之功效。适用于肝火上炎型高血压病。注意：鳗鱼忌与醋、白果同食。

# 蛤蜊 GeLi

蛤蜊肉质鲜美，被称为“天下第一鲜”“百味之冠”。民间还流传着“吃了蛤蜊肉，百味都失灵”的说法。

### 降压功效

蛤蜊肉含有可降低血清胆固醇的物质，它兼有抑制胆固醇在肝脏合成和加速排泄胆固醇的独特作用，从而使体内胆固醇下降。它的功效比常用的降胆固醇的药物更强。特点是高蛋白、高微量元素、高铁、高钙、少脂肪。中医认为，蛤蜊肉味咸，性寒，有滋阴明目、软坚化痰之功效。高胆固醇、高血脂体质者以及高血压患者尤为适合。

### 贴心叮咛

❶ 选购蛤蜊时，首先要挑壳紧闭的，然后拿起轻敲，若为“嘭嘭”声，则是死的；相反，若为“咯咯”较清脆的声音，则是活的蛤蜊。

❷ 不要食用未熟透的贝类，以免传染肝炎等疾病。

❸ 蛤蜊寒凉，故脾胃虚寒者不宜多吃。

❹ 蛤蜊中的泥肠不宜食用。

**专家推荐对症食疗良方**

## ▶利尿蛤蜊肉

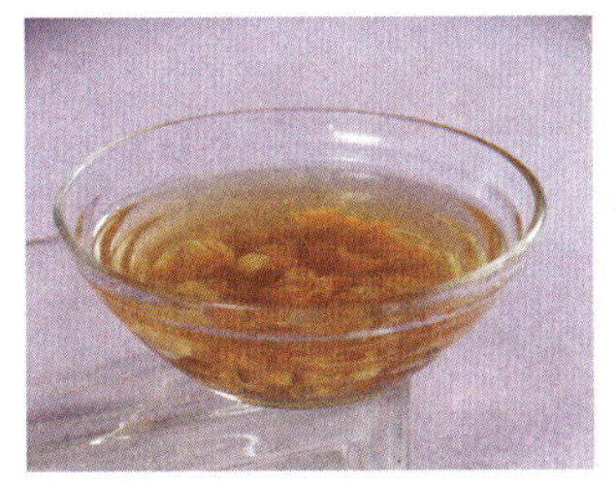

**材料** 蛤蜊肉250克，牛膝30克，车前子、王不留行各20克。

**调料** 盐、鸡精各适量。

**做法**

1. 将蛤蜊肉洗净泥沙。
2. 把牛膝、车前子、王不留行装入纱布袋内，与蛤蜊肉一起放入沙锅中，加适量清水，大火煎沸再转小火煎煮 30 分钟。
3. 取出药袋，加盐、鸡精调味即可。

**降压功效** 本品可滋阴清热、软坚利水；牛膝可补肝肾、强筋骨、逐瘀通经、引血下行，用于高血压病所引起的腰膝酸痛、筋骨无力、肝阳眩晕、小便淋沥涩痛、五心烦热等症。

## ▶蛤蜊炖山药

**材料** 蛤蜊肉、山药各100克。

**调料** 料酒、盐各适量。

**做法**

1. 山药洗净，切块；蛤蜊肉洗净备用。
2. 将上述材料放入沙锅内，加适量水同煮，煮沸后加料酒、盐，小火炖熟即可。

**降压功效** 蛤蜊肉具有降低血清胆固醇的作用，搭配具有滋润血脉、固肾降压作用的山药，对肝肾阴虚型高血压病及高脂血症食疗效果显著。

# 橙子 ChengZi

橙子被称为“疗疾佳果”。橙子种类很多，最受青睐的如甜橙、脐橙、冰糖橙、血橙和美国新奇士橙。

## 降压功效

橙子中含有丰富的维生素C、维生素P，能增强机体抵抗力，增加毛细血管的弹性，降低血中胆固醇，所以高脂血症、高血压、动脉硬化、冠心病患者常食橙子有益。橙子所含的纤维素和果胶，可促进肠道蠕动，有利于清肠通便，排出体内的有害物质。

## 贴心叮咛

❶ 若橙子的表皮密度高、薄厚均匀而且有点硬度，则所含的水分较多，口感较好。

❷ 饭前或空腹时不宜食用，否则橙子所含的有机酸会刺激胃黏膜，对胃不利。一天食用1个即可，最多不超过3个。

❸ 橙子与橘子不同，吃橘子容易上火，而吃橙子则能清火，对于体质偏热或患热性病者尤为适宜。

❹ 橙子可生食，也可榨成汁饮用；但若仅仅喝橙汁，营养价值不能完全利用，因此，最好吃鲜橙。

## 专家推荐对症食疗良方

### 泡橙汁冬瓜

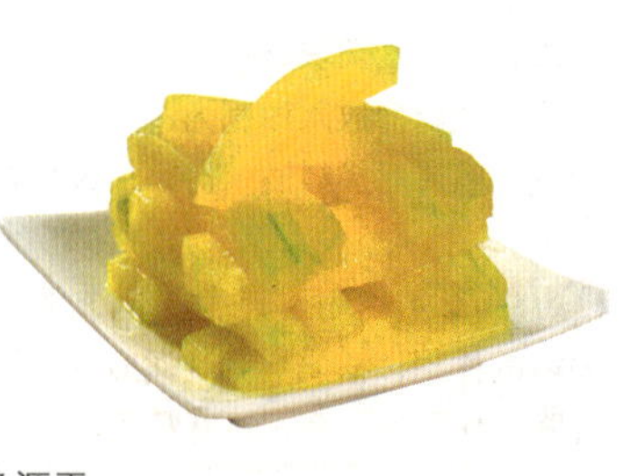

**材料** 冬瓜500克。

**调料** 鲜橙汁200毫升，柠檬汁30毫升，白糖50克，盐2克。

**做法**

1. 冬瓜去皮、瓤、子，切长条，洗净沥干。

2. 锅置火上，倒入清水烧沸，加入冬瓜条焯至八分熟，捞出过凉。
3. 将鲜橙汁、柠檬汁、白糖、盐、同放入锅内调匀，上火熬至浓稠倒出，凉凉，放入焯过的冬瓜条，浸泡腌渍24小时即可食用。

**降压功效** 冬瓜和橙子中均含有较多的维生素C，且钾盐含量高，钠盐含量较低，非常适宜高血压、肾脏病、水肿病等患者食用，可达到消肿而不伤正气的作用。

## 鲜橙汁米酒

**材料** 鲜橙汁100毫升，米酒50毫升。

**做法**

米酒与鲜橙汁搅匀即可饮用。

**降压功效** 橙子含有维生素A、B族维生素、维生素C、维生素D及柠檬酸、苹果酸、果胶等成分，能增强毛细血管韧性，有利于排泄脂类及胆固醇，并减少外源性胆固醇的吸收，故具有降低血脂、血压的作用。

# 橘子 JuZi

橘子成熟于秋冬季节，颜色鲜艳，酸甜可口，富含橙皮苷、多种有机酸、维生素C等，而且橘子肉、皮、络、核、叶都是药。具有很好的药食两用价值，具有开胃理气、止咳润肺、降脂降压的作用，是日常生活中最常见的水果之一。

### 降压功效

研究发现，爱吃橘子的人患高血脂、冠心病、高血压、痛风的概率比较低。橘子含有维生素C、类胡萝卜素和黄酮类化合物，可阻止动脉粥样硬化和高血压的发生和发展。它还含有膳食纤维(果胶)，可以促进通便，降低胆固醇。另外，橘皮苷可以加强毛细血管的硬度，降低血压。其富含的钾元素，也有助于调节血压、维持正常心律。

## 贴心叮咛

❶ 橘子性味甘酸而温，多食生热，所以要适量食用。

❷ 橘子与芦荟配伍，用于身体虚弱、抵抗力低下者。

❸ 黄瓜中的维生素C分解酶会破坏橘子中所含的大量维生素C，降低营养价值。

❹ 肠胃功能欠佳者不宜多吃橘子，易发生胃结石。

❺ 橘子易上火，且容易导致皮肤黄染，故不宜多吃。

## 专家推荐对症食疗良方

### ▶莴笋橘子汁

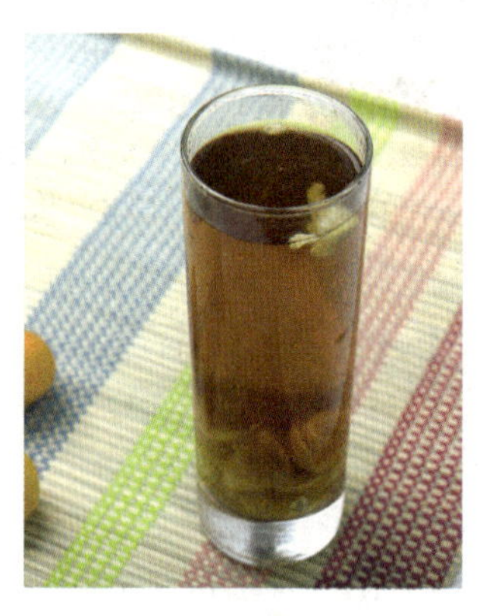

**材料** 莴笋1/2个，橘子1个，西芹50克，白菜30克，牛奶100毫升。

**调料** 白糖适量。

**做法**

1. 莴笋去皮，清洗干净，切小片；橘子剥去皮，掰成小瓣，去掉子；西芹择洗干净，去掉叶子，先剖细，再切小段；白菜洗净，切小片。
2. 将莴笋片、橘子瓣、西芹段、白菜片逐一放入榨汁机中，搅打均匀，过滤掉蔬果渣，倒入玻璃杯中，再放入白糖、牛奶搅匀即可饮用。

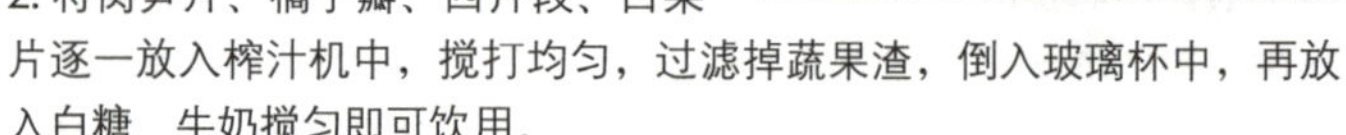

**降压功效** 莴笋和橘子富含钾、钙和维生素C，可降低血压，并保持正常血压，常喝此汁可减少血压突然升高造成的心脑血管破裂的危险，对高血压和心脏病患者极为有益。

### ▶金橘柠檬茶

**材料** 红茶包1个，金橘5颗，柠檬1/2个，沸水200毫升。

**调料** 蜂蜜适量。

**做法**

1. 将红茶包用沸水冲泡，盖上盖焖 10 分钟。
2. 柠檬洗净，去皮，榨汁；金橘洗净，对半切开。
3. 取出红茶包，将金橘挤出汁液滴入茶中，并将挤过的金橘也放在红茶里。
4. 把蜂蜜与榨好的柠檬汁调入红茶中搅拌均匀即可。

**降压功效** 橘子中富含的橘皮苷可以加强毛细血管的韧性，起到降血压，扩张心脏的冠状动脉的作用。此外，研究证实，食用柑橘可以降低沉积在动脉血管中的胆固醇，有助于使动脉粥样硬化发生逆转。

# 红小豆 HongXiaoDou

红小豆是药食两用的佳品，因其富含淀粉，被称为“饭豆”，是日常生活中不可缺少的高营养、多功能杂粮。李时珍称其为“心之谷”，它有良好的保健作用。

## 降压功效

红小豆是人们生活中不可缺少的高蛋白、低脂肪、高营养、多功能的杂粮。研究发现，红小豆含有大量可治疗便秘的膳食纤维及促进利尿作用的钾，这两种成分均可将多余胆固醇及盐分等排出体外，因此被视为具有解毒效果的食品，通过降低胆固醇来辅助治疗高血压。

## 贴心叮咛

❶ 选购时以粒紧，色紫、赤者为佳。

❷ 阴虚而无湿热者及小便清长者忌食。

❸ 红小豆不宜与羊肉同食。羊肉能够温补身体，而红小豆偏凉，两者同食会使羊肉的温补作用降低。

专家推荐对症食疗良方

## 红小豆甜汤

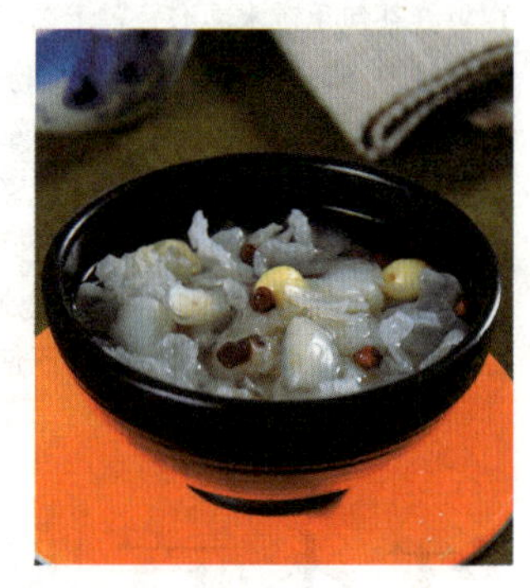

**材料** 红小豆30克，莲子、银耳、百合各20克。

**调料** 冰糖适量。

**做法**

1. 红小豆洗净后放入清水中浸泡 2 小时；银耳、百合分别在清水中泡发，百合洗净掰开，银耳去蒂，撕成小朵；莲子洗净去心。
2. 将泡好的红小豆、银耳、莲子放入汤锅中，倒入适量清水，大火煮沸，转小火炖 40 分钟左右，加入百合再炖 20 分钟。
3. 加入冰糖煮至溶化即可。

**降压功效** 红小豆含有较多的皂角苷，有良好的利尿作用，红小豆中还含有较多的膳食纤维，具有良好的润肠通便、降血压、降血脂的作用。常喝此汤对高血压并发的心脏病和肾脏疾病有疗效。

## 红小豆冬瓜汤

**材料** 红小豆100克，冬瓜200克。

**调料** 盐适量。

**做法**

1. 红小豆洗净，用清水浸泡 2 小时后捞出；冬瓜洗净，去皮，挖去内瓤后切块。
2. 沙锅置火上，放入满锅清水，用大火煮沸后放入红小豆，烧沸后转小火煮约 20 分钟，煮至红小豆皮有些裂开。
3. 把冬瓜块放入锅中，大火煮沸后转中火煮至冬瓜变透明，加盐调味即可。

**降压功效** 红小豆味甘，性平，有健脾利湿、散血解毒的作用；冬瓜味甘，性寒，有利尿消肿、清热解毒、清胃降火及消炎之效。本汤适宜高血压引起的精神不振、失眠、水肿、食欲不振、烦渴、头晕目眩者食用。

# 玉米 YuMi

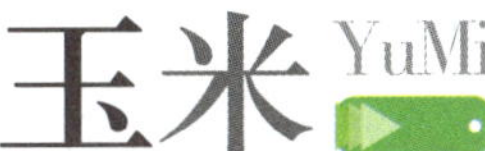

在所有主食中，玉米的营养价值和保健作用是最高的，是全世界公认的“黄金作物”。它的维生素含量非常高，是稻米、小麦的5~10倍。

## 降压功效

研究证实，玉米含有丰富的不饱和脂肪酸，它和玉米胚芽中的维生素E协同作用，可降低血液胆固醇浓度并防止其沉积于血管壁，对冠心病、动脉粥样硬化、高脂血症及高血压等都有一定的预防和治疗作用。此外，玉米须有利尿的作用，对改善高血压性肾病所致的水肿效果显著。

## 贴心叮咛

❶ 选购时，应注意挑选颗粒饱满、排列紧密、软硬适中的鲜嫩玉米。

❷ 性味平和，诸无所忌，适量食之即可。

❸ 玉米胚尖集中了主要的营养成分，在食用时应全部吃掉。多食玉米胚尖可促进人体新陈代谢，调节神经系统功能，使皮肤光滑细腻，防止皱纹产生。

❹ 玉米与大豆、大米等配伍食用，可以提高其营养价值。

❺ 玉米与甜椒配伍炒食，用于脾胃虚弱或血脂异常者。

## 专家推荐对症食疗良方

### 玉米粥

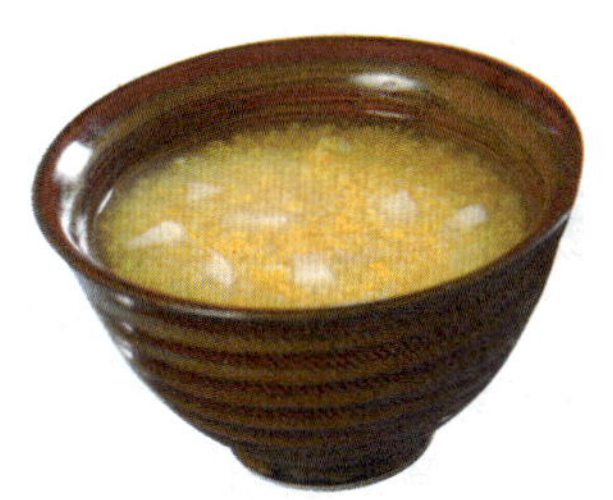

**材料** 玉米碎150克，山药70克。

**调料** 白糖适量。

**做法**

1. 玉米碎淘洗净，用清水浸泡30分钟。
2. 锅中放入玉米碎及适量清水，大火煮沸后，转小火熬成粥。

3. 山药削皮洗净，切成丁，放入粥内同煮至熟软。
4. 加白糖调匀即可。

**降压功效** 玉米中不仅不含有胆固醇，且富含亚油酸和植物甾醇，具有降低人体胆固醇、降血压、软化血管，预防和改善动脉粥样硬化等作用。

## 奶香玉米饼

**材料** 玉米面500克，牛奶300毫升，葱末、香菜末、黄豆粉、白萝卜各适量。

**调料** 盐、植物油、小苏打粉各适量。

**做法**

1. 白萝卜洗净，切末；玉米面、黄豆粉、小苏打粉、牛奶、盐、水、葱末、香菜末、白萝卜末搅匀成稠面糊，做成饼状。
2. 平底锅中倒入少许油，将面饼两面都煎一下，加盖焖熟即可。

**降压功效** 玉米味甘、性平，具有调中开胃、益肺宁心、清湿热、通便利尿、软化血管和利肝胆的功效。此饼对高血压、高脂血症、动脉粥样硬化、老年性便秘、慢性胆囊炎、小便不利等患者有较好的食疗效果。

# 薏米 YiMi

薏米是中国古代宫廷膳食之一，同时也是一味营养价值很高的药用粮种，被誉为“世界禾本科植物之王”，在欧洲被称为“生命健康之禾”。薏米能使人的皮肤光泽健美，故有“疮疣之敌”之称。

### 降压功效

薏米富含蛋白质、B 族维生素、维生素 E、钙、锌、铁、硒、食物纤维等成分，是一种营养均衡的食品。薏米具有促进新陈代谢和减少胃肠负担的作用，可作为病中或病后体弱患者的补益食品。它还能增强肾功能，有利尿降压的作用，是适宜高血压患者食用的佳品。

## 贴心叮咛

❶ 选购时以质硬有光泽、颗粒饱满、呈白色或黄白色、坚实、味甘淡或微甜者为上。

❷ 脾虚无湿、大便燥结者及孕妇慎食。

❸ 风湿筋骨痛患者，用薏米粉配伍曲米酿酒，煮热食用更佳。

❹ 用薏米配伍粳米混合煮饭或熬粥食用，每日1次，连续服用，可去疣美容。

## 专家推荐对症食疗良方

### 荷叶薏米陈皮粥

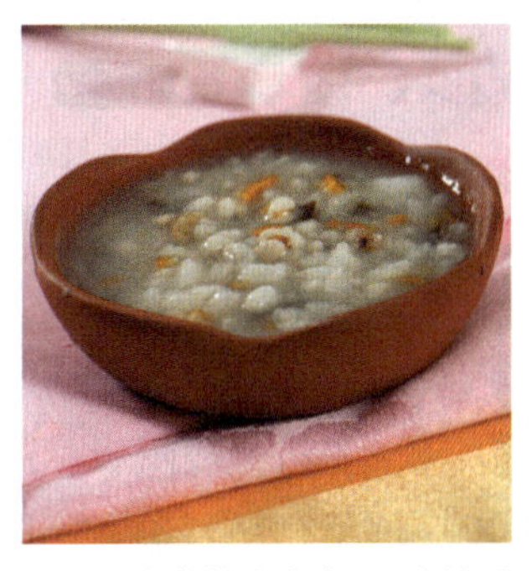

**材料** 薏米、大米各30克，荷叶、陈皮各10克。

**调料** 白糖少许。

**做法**

1. 陈皮、薏米、大米分别洗净，薏米浸泡 2 小时，大米浸泡 30 分钟；荷叶洗净，切碎备用。
2. 将薏米、大米在沸水锅中同煮 30 分钟，加入陈皮转中火煮 10 分钟后再加入荷叶碎继续中火煮 5 分钟。
3. 食用时依据个人口味加入白糖调味即可。

**降压功效** 此粥中的荷叶、薏米有消渴生津、清热解暑的作用，陈皮有行气健脾、降逆止呕、调中开胃、燥湿化痰之功。本粥适用于因高血压导致的胸闷憋气、头晕目眩、纳呆倦怠、恶心呕吐等症。

### 山楂薏米燕麦粥

**材料** 山楂25克，薏米、红小豆各20克，燕麦片15克，粳米50克。

**做法**

1. 将薏米、红小豆分别洗净，用清水浸泡 4 小时。

2. 将泡好的薏米与红小豆一起放入锅里加适量水，大约煮30分钟至七八成熟，再加入粳米、山楂，先用武火煮沸，然后用文火熬煮。
3. 待薏米、山楂、红小豆、粳米熟软，加入燕麦片，再煮15分钟即可。

**降压功效** 山楂具有扩张血管、改善微循环、降低血压、促进胆固醇排泄而降低血脂的功效；薏米有健脾去湿、降脂降压和减肥作用；红小豆清热利水、消肿降压；燕麦具有降胆固醇和降血脂的作用。本品适宜于高血压、高血脂、动脉硬化等症。

# 核桃 HeTao

核桃与扁桃、腰果、榛子并称为世界著名的“四大干果”。核桃可健脑益智，在国外被誉为“益智果”；同时核桃含有丰富的营养成分，可益寿延年，有“万岁子”“长寿果”的美誉。

## 降压功效

核桃含有不饱和脂肪酸，有降低血压和血脂的功效。对预防和改善高血压和高脂血症及其并发症效果显著。它还含有锌、锰、铬等人体不可缺少的微量元素，铬有促进葡萄糖利用、胆固醇代谢和保护心血管的功效，可用于治疗非胰岛素依赖型糖尿病。

## 贴心叮咛

❶ 选购时以外皮色泽呈黄白、果仁丰满且白净新鲜、放在手里有分量的为上品。

❷ 腹泻、阴虚火旺、痰热咳嗽、便溏及痰湿重者均不宜食用。

❸ 核桃与芝麻、莲子配伍同食，可健脑补心，治疗盗汗。

❹ 核桃与人参配伍熬汤，用于肺肾不足、气喘者。

❺ 核桃和酒都属热性食物，两者同食易导致上火。

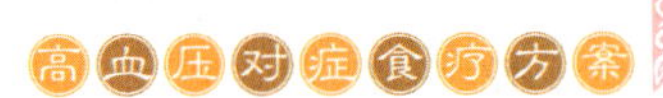


专家推荐对症食疗良方

## 玻璃核桃

**材料** 去皮核桃仁250克。

**调料** 白糖、植物油各适量。

**做法**

1. 核桃仁放入沸水锅中焯一下，捞出沥水。
2. 油锅烧至四成热时，放入核桃仁炸至漂起时捞出，沥油。
3. 锅内留底油，烧至五成热时放入白糖边炒边搅动；待糖溶化起小泡时，倒入核桃仁，翻炒拌匀，使糖均匀裹在核桃仁上，随即倒在盘中用筷子逐个拨开，凉凉即可。

**降压功效** 核桃含有大量的不饱和脂肪酸，有防止动脉硬化，降低胆固醇、降低血压的作用，对高血压、高血脂、冠心病有一定食疗效果。同时嚼些核桃仁，还有缓解疲劳和压力的作用，防止因压力过大而导致血压升高。

## 水晶核桃仁

**材料** 核桃仁、柿饼霜各500克。

**做法**

1. 将核桃仁盛在碗中，置锅上或笼屉上蒸熟。
2. 蒸熟的核桃仁冷却后，同柿饼霜一起装入瓷罐内，再蒸至融合为一，凉凉后即可。

**降压功效** 核桃仁性温味甘，具有补肾固精、祛风平肝、益气养血、补脑益智、润肠通便、去脂降压等功效，适用于肝肾亏损型高血压患者。

# 莲子 LianZi

莲子是莲的果实。莲子是一种老少皆宜的食疗佳品，有很好的滋补作用。民间有云："享清芳之气，得稼穑之味，乃脾之果也。"

## 降压功效

莲子心中含有丰富的生物碱，具有显著的强心安神作用，尤其是所含的莲芯碱还有较强的抗钙及抗心律不齐作用。另外，莲子中所含的非结晶形生物碱 N-9，有扩张外周血管，降血压的作用，非常适合高血压病并发冠心病的患者食用。每日可用 3 ~ 5 克莲子心泡水饮用，不仅能稳定血压、减轻高血压症状，还能平复激动的心情，使情绪保持稳定，避免因情绪激动致使血压升高。

## 贴心叮咛

❶ 选购时以个大、饱满、无皱、整齐者为佳。

❷ 平时大便干结难解或腹部胀满之人忌食。

❸ 变黄发霉的莲子不要食用。

❹ 莲子性凉味苦，有清心火、降血压、止汗、养神作用，用之泡茶饮，适宜于高血压头昏、心烦失眠、梦遗滑精和盗汗之人。

### 专家推荐对症食疗良方

## 银耳莲子粥

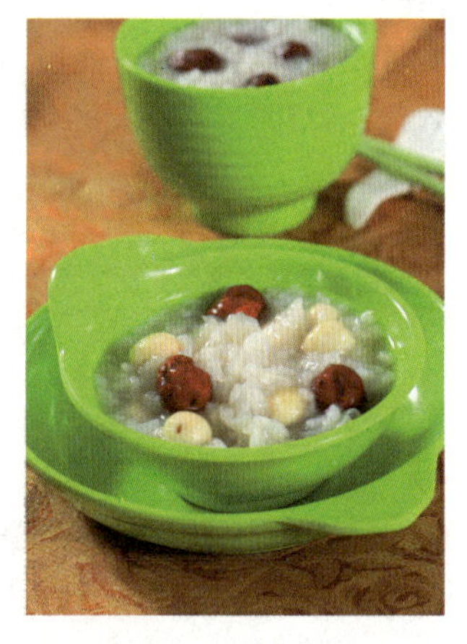

**材料** 银耳10克，莲子30克，糯米80克，红枣7颗。

**调料** 冰糖适量。

**做法**

1. 银耳洗净，用温水浸泡，沥干备用。
2. 用沸水浸泡莲子至其变软为止，然后去除莲子心，沥干；红枣洗净，去核，沥干。
3. 糯米洗净放入锅中，加适量水，搅匀，煮沸后放入银耳、莲子、红枣，拌匀。
4. 再次煮沸后，放入冰糖，用小火熬

至黏稠即可。

**降压功效** 本粥具有滋阴清热，润肠通便，养心安神、降压降脂的功效。适用于因高血压导致的头痛、便秘、面红、目眩、耳鸣、尿黄、心烦口渴等患者食用。

## 花生仁炖莲子

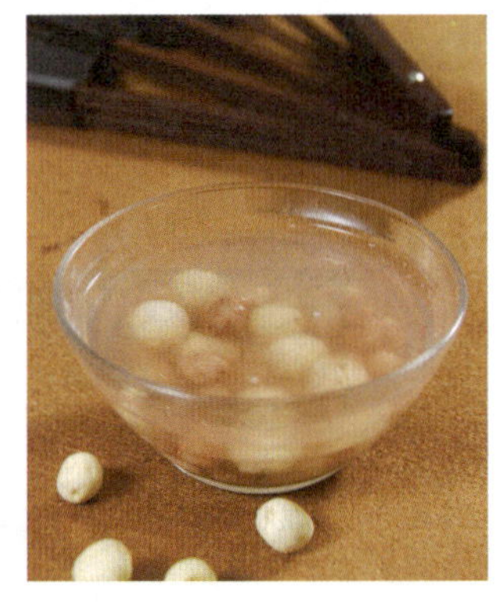

**材料** 花生仁、莲子肉各40克。

**调料** 白糖适量。

**做法**

1. 花生仁洗净，用清水浸泡30分钟；莲子肉洗净备用。
2. 将花生仁和莲子肉放入锅内，加适量水大火煮沸，转用小火炖1小时，加入适量白糖，再继续小火炖30分钟即可。

**降压功效** 莲子可补心脾，厚肠胃，还具有补脾，益肺、养心、益肾、固精等功效，为培植元气的佳品；莲子内含莲心碱、荷叶碱、金丝桃苷等，可防治因高血压导致的头昏脑涨、心悸、失眠等症。

## 桂圆莲子粥

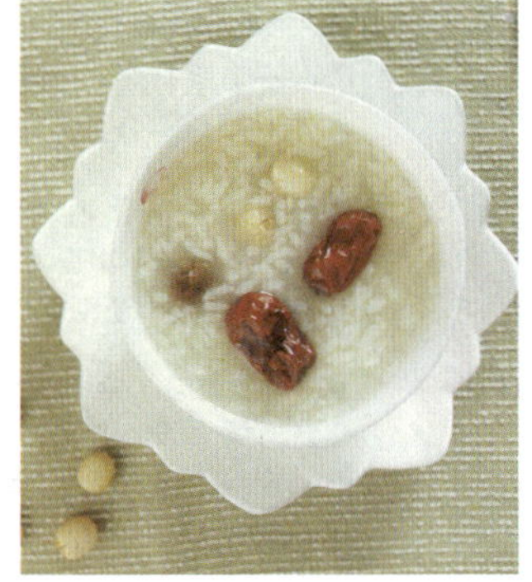

**材料** 圆糯米60克，桂圆肉10克，去芯莲子20克，红枣10枚。

**调料** 冰糖适量。

**做法**

1. 莲子洗净泡发；红枣洗净去核；圆糯米洗净，在水中浸泡1小时。
2. 莲子与圆糯米加适量水，小火煮40分钟，加入桂圆肉、红枣再熬煮成粥，加冰糖调味即可。

## 高血压患者忌吃食材名单

高血压患者应控制食盐量，忌食咸肉、咸菜、泥螺等。

忌暴饮暴食、高热量食物，如猪油、奶油、巧克力、动物内脏、动物脑、动物油、蟹黄、蛋黄、白薯、干豆、油炸食物等。同时也最好戒烟戒酒，忌浓茶、咖啡和辛辣食物。下图是高血压患者忌食的食材：

| 忌食食材 | 忌食理由 | 忌食人群 |
| --- | --- | --- |
| 牛髓 | 甘温补虚之物，是一种高脂肪、高胆固醇食品 | 高血压、高脂血症及动脉硬化症的心血管疾病患者 |
| 羊髓 | 羊的脑髓中胆固醇含量颇高 | 血压高、血脂（尤其是胆固醇）高者 |
| 狗肉 | 为温补性食物，易助热动火 | 高血压、卒中后遗症、严重心脏病、心律失常、甲亢者 |
| 鸡肉 | 性温，味甘，肥腻壅滞的食物，易助热动风，尤易引起内中风 | 高血压者及有中风先兆之人（尤其忌吃公鸡的头、翅、爪） |
| 猪肥肉 | 由于肥肉含动物性脂肪特别高，可高达90.8%，多吃肥肉易使人体脂肪蓄积，身体肥胖，血脂升高，以致动脉硬化 | 长期血压偏高者 |
| 猪肝 | 由于猪肝中胆固醇的含量较高，据分析每100克猪肝中，含胆固醇约368毫克 | 高血压及血脂高者 |
| 猪肾 | 虽有补肾之功，但含胆固醇量颇高。据分析，每100克猪腰子中含胆固醇405毫克，比猪肝还要多 | 高血压患者 |

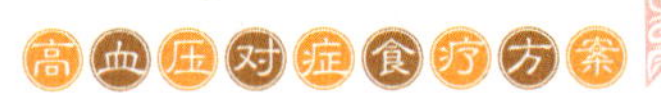


| 忌食食材 | 忌食理由 | 忌食人群 |
| --- | --- | --- |
| 火腿 | 脂肪和胆固醇的含量均较高 | 高血压及动脉粥样硬化患者 |
| 鸭蛋 | 鸭蛋（尤其是鸭蛋黄）所含的胆固醇量极高 | 高血压及心血管疾病患者 |
| 食盐 | 性寒，味咸，易引起高血压病 | 高血压、冠心病、动脉硬化症、高脂血症病人 |
| 泥鳅 | 高血压并发肾功能失调时食用含钾量高的泥鳅，可因小便不畅使体内钾蓄积，出现高血压 | 高血压并发肾功能失调时 |
| 胡椒 | 胡椒辛热、性燥，辛走气，热助火，易导致肝火偏旺、阴虚有火，内热素盛，从而加重高血压症状 | 高血压患者 |
| 花椒 | 辛热，且气味雄烈，食用可助阳生火劫阴，升高血压 | 高血压患者 |
| 白酒 | 白酒中的酒精成分在肝脏内影响内源性胆固醇的合成，使血浆胆固醇及甘油三酯的浓度升高，造成动脉硬化。同时可以引起心肌脂肪的沉积，使心脏扩大，引起高血压和冠心病 | 高血压患者 |
| 腌黄瓜 | 含盐量较多，可以引起钠、水在体内潴留，使血容量增多，增加心脏负担，升高血压，诱发心血管疾病 | 高血压、冠心病、动脉硬化症患者 |
| 芋头 | 为含钾高的食物，高血压并发肾机能失调时，食用钾多的食物会因小便不畅使体内钾蓄积，导致高钾血症 | 高血压并发肾机能失调时 |

# 高血压特效穴位按摩

## 高血压按摩的注意事项

❶ 进行按摩前，按摩者应事先熟练掌握按摩基本手法、动作要领。

❷ 病情较轻、病情稳定的一期和二期高血压患者适宜进行按摩。三期高血压及病情较重者，尤其是有高血压危象者则不宜进行按摩。

❸ 宜选择安静、幽雅、空气清新的环境，同时冬季按摩时应注意室内温度，以免感冒。

❹ 按摩时要放松身体，采取舒适体位，同时要保持心平气和。

❺ 按摩时用力不要缓急不匀、轻重不均，尤其注意不要用重力或蛮力，应采用轻柔和缓、用力均匀的手法，以按摩部位有酸胀感或温热感为宜。

❻ 在敏感穴位上动作应更加轻柔，尽量避免两侧同时进行，以免导致血压增高。

❼ 注意持之以恒，坚持按摩，血压偏高者最好每天按摩 2 次，血压平稳者每天宜按摩一次。每次按摩时间要达到一定的要求，切忌任意缩短时间、敷衍了事，以免影响按摩疗效。

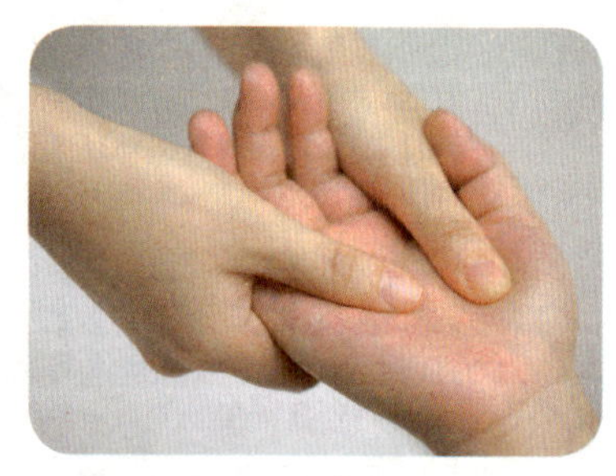

# 特效穴位按摩

massage.01

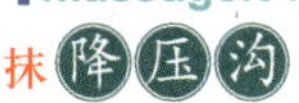


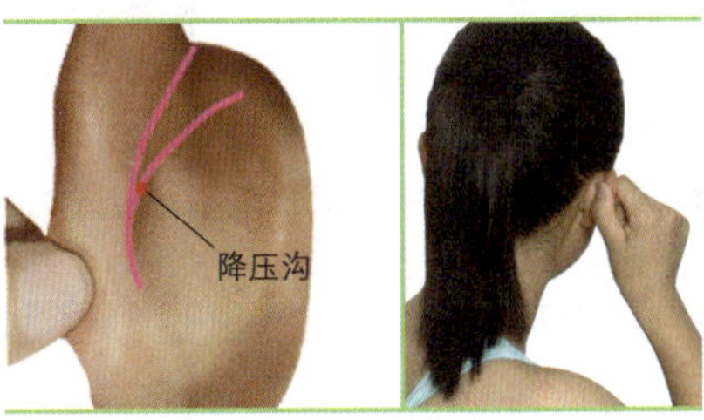


【位置】耳背由内上方斜向外下方的凹沟。

【按摩方法】用拇指、食指捏住耳郭，拇指置于耳背，食指近端指关节屈曲置于耳郭内面，食指不动，用拇指螺纹面自耳郭背面隆起的上端向耳垂方向单方向抹动，左右各 50 次。

【功效】经常按摩可帮助降低高血压。

massage.02

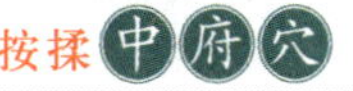


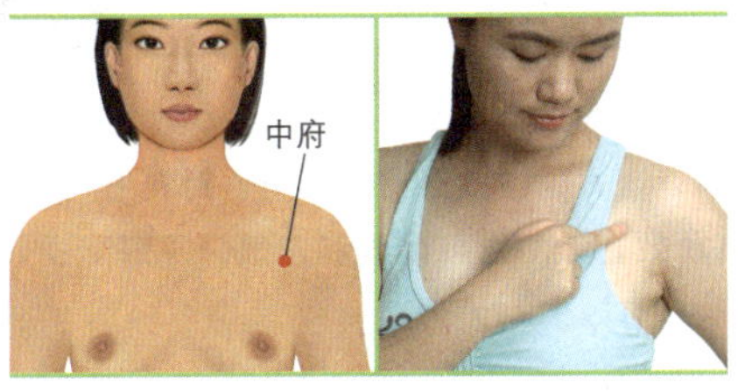


【位置】胸前壁外侧，突起下方，第一肋间隙中。

【按摩方法】取坐位或仰卧位，用中指点按中府穴不动，约半分钟，然后向外揉 2 分钟，当时即觉呼吸通畅，咳嗽症状可缓解。

【功效】通过刺激此穴可将淤积在体内的热邪赶出来，血压便会随之下降。

massage.03

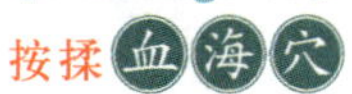


【位置】大腿内侧，膝盖骨往上约 3 横指宽处。

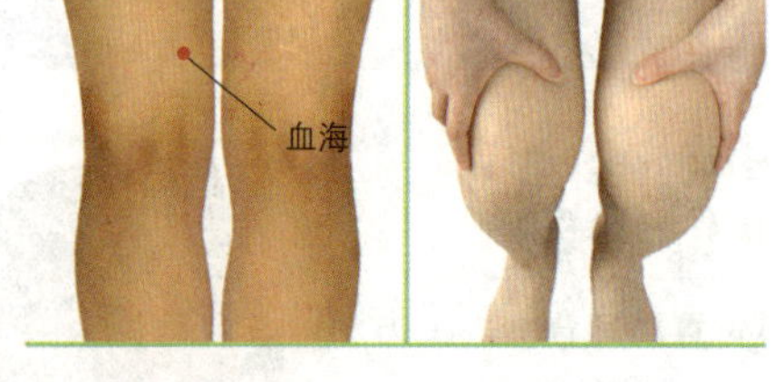


【按摩方法】取坐位，将双手拇指指腹分别放在两侧血海穴上，用力按揉 2 分钟，以局部有酸胀感为度。

【功效】经常按摩可促进气血生成，调节水液代谢，加快脂肪消耗，结实大腿肌肉，消除高血压所致的水肿。

massage.04

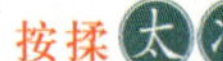

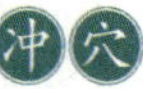

## 按揉太冲穴

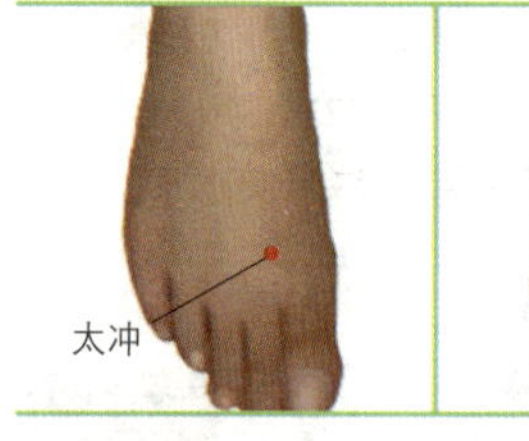


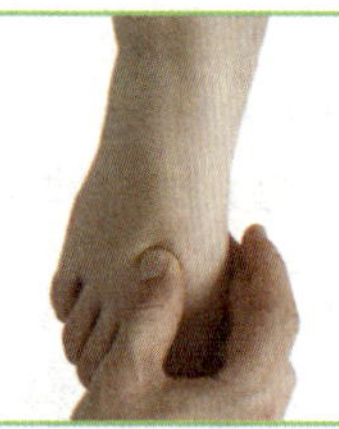

【位置】脚背面，第 1、2 脚趾根部结合处后方的凹陷处。

【按摩方法】按摩者握住前足，用大拇指或食指点按太冲穴半分钟，顺时针方向按揉 1 分钟，再逆时针方向按揉 1 分钟。

【功效】太冲穴可以疏肝理气，平肝降逆，对肝阳上亢所致的高血压十分有效。

massage.05

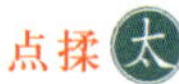
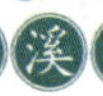
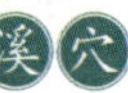

## 点揉太溪穴

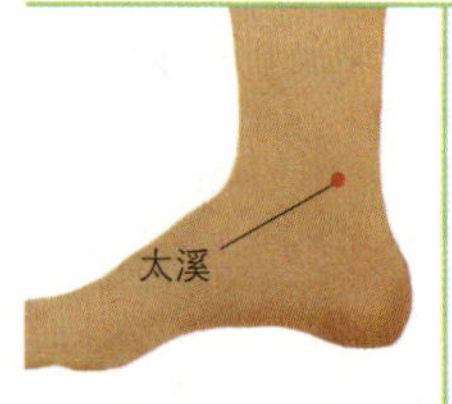


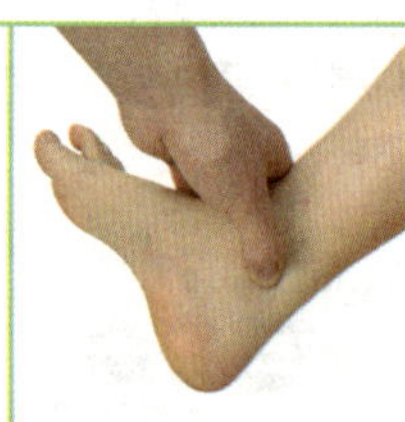

【位置】内踝正后方凹陷中。

【按摩方法】按摩者用手握住被按摩者踝部，用拇指点压太溪穴约 1 分钟，然后顺时针方向按揉 1 分钟，逆时针方向按揉 1 分钟，以局部有酸胀感为佳。

**【功效】** 经常按摩此穴可补肾阴，对肾阳虚所致的高血压十分有效。

### massage.06

## 掐按百会穴

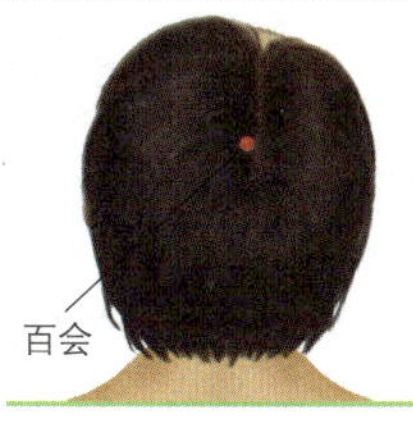


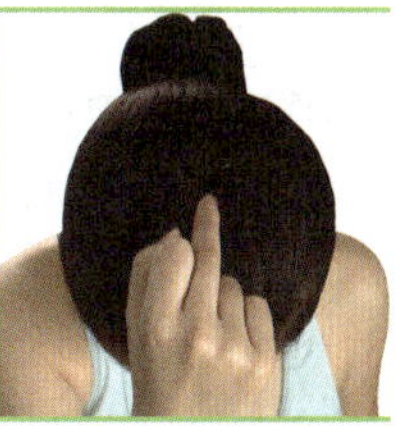

**【位置】** 两耳尖连线与前后正中线交点，头顶中间凹陷处。

**【按摩方法】** 取端坐或仰卧位，选准穴位，以中指或食指掐按百会穴，由轻渐重地连做 20~30 次。

**【功效】** 百会穴具有平肝安神的作用，经常按摩可改善高血压所致的头痛、眩晕、惊悸、健忘、中风、耳鸣、失眠等症。

### massage.07

## 按揉 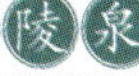


**【位置】** 膝盖内下侧，胫骨内侧突起的下缘凹陷中。

**【按摩方法】** 被按摩者仰卧或取坐位，膝盖稍屈曲，按摩者以拇指顺时针方向按揉阴陵泉约 2 分钟，然后逆时针方向按揉约 2 分钟，以局部感到酸胀为佳。

**【功效】** 经常按摩可改善高血压所致的头痛、头晕、脾气急躁、水肿、腹胀、腹泻、肥胖、疼痛等。

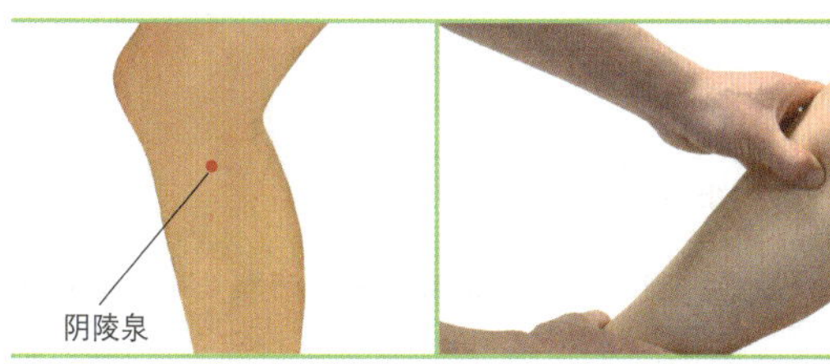

massage.08

## 掐揉尺泽穴

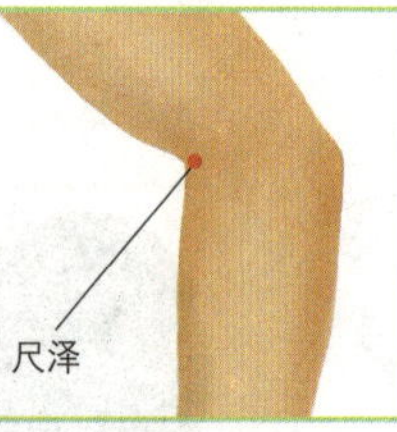


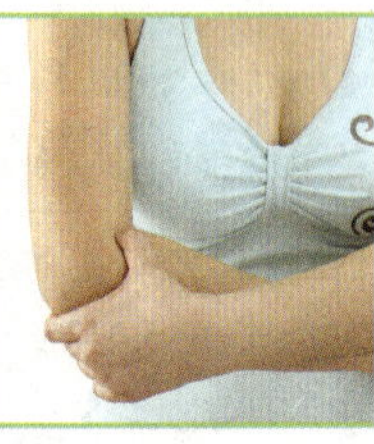

【位置】微屈曲肘关节，在肘横纹上，肱二头肌外侧缘凹陷处。

【按摩方法】取坐位，手臂半屈，用对侧拇指指尖掐按尺泽穴 1 分钟，再顺时针方向揉按 2 分钟，以局部有酸胀感为度。

【功效】此穴是位于肺经上的要穴，具有通肺补肾的作用，经常按摩可改善上实下虚所致的高血压。

massage.09

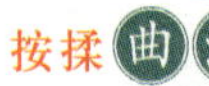
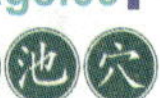

## 按揉曲池穴

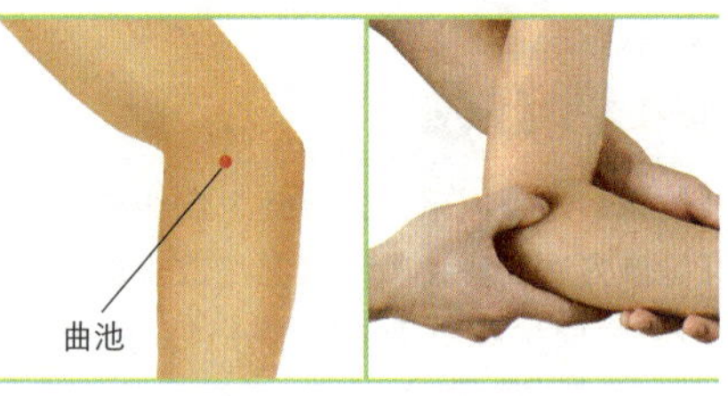


【位置】屈曲肘关节，在肘横纹的外侧头。

【按摩方法】按摩者左手托住被按摩者手臂，用右手拇指顺时针方向按揉曲池穴 2 分钟，然后逆时针方向按揉 2 分钟，左右手交替，以局部感到酸胀为佳。

【功效】经常按摩可改善高血压所致的头痛、头晕、颈椎疼痛、上肢过电样疼痛、手臂麻木等。

massage.10

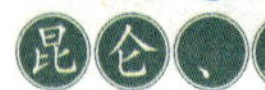
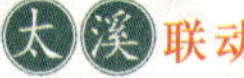

## 昆仑、太溪联动

【位置】昆仑在外踝后方，当外踝尖与跟腱之间的凹陷处；太溪在内

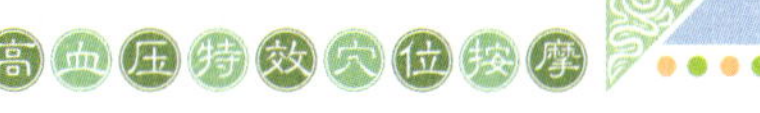

踝后方，当内踝尖与跟腱之间的凹陷处。

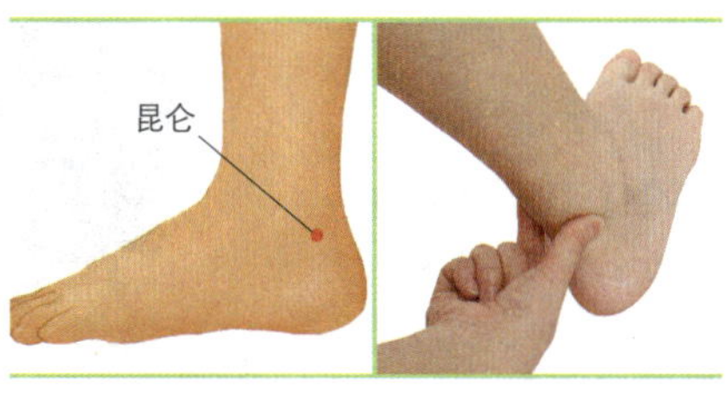


**【按摩方法】** 取坐位，拇指按于昆仑穴，食指按于太溪穴，用力对拿20~30次，力度以能够忍受为度。孕妇禁用。

**【功效】** 经常按摩这两个穴位可改善高血压所致的头痛目眩、腰酸、耳鸣、失眠、小便频数、遗尿等症。

massage.11

## 按揉攒竹穴

**【位置】** 左右眉毛内侧，眉头凹陷处。

**【按摩方法】** 被按摩者仰卧，按摩者坐于其头后，双拇指或中指轻轻按揉攒竹穴约2分钟，以局部有酸胀感为佳。

**【功效】** 此穴具有清肝明目的作用，经常按摩可改善肝阳上亢所致的高血压，并对高血压所致的眼部疾病有帮助。

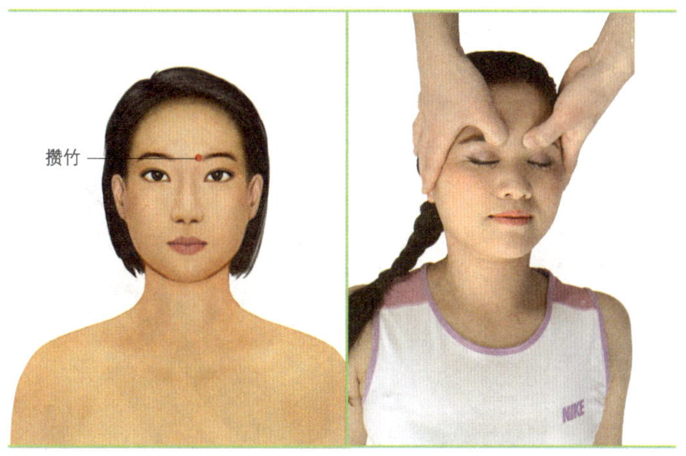

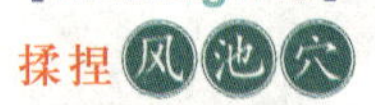

massage.12

## 揉捏风池穴

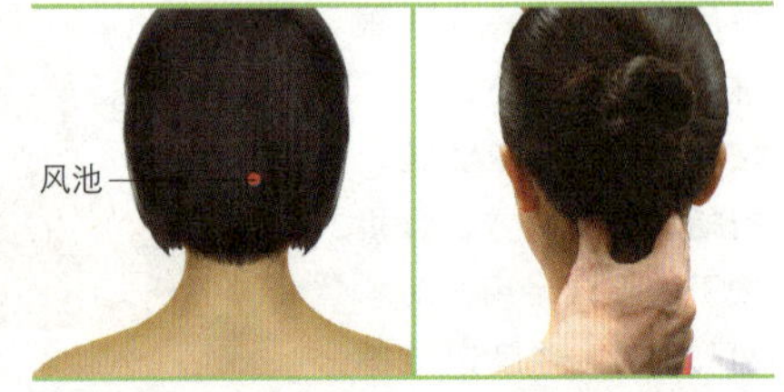


【位置】颈后两侧枕骨下方，发际的两边大筋外侧凹陷处。

【按摩方法】被按摩者取坐位，按摩者在被按摩者头后，一手扶住被按摩者前额，另一手用拇指和食指分别置于被按摩者的风池穴处，揉捏半分钟左右，以被按摩者局部有酸胀感为佳。

【功效】经常按摩可改善高血压所致的头晕、面部烘热、耳中鸣响、头痛发热、颈项强痛等。

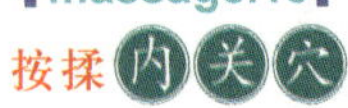

massage.13

## 按揉内关穴

【位置】手臂的内侧中间，腕关节横纹上约 3 横指宽处。

【按摩方法】前臂半屈，用一手的拇指指尖按于另一手的内关穴，其食指或中指则按着外关穴，向内对按 20~30 次。

【功效】此穴具有补心的作用，可改善高血压所致的心烦、心慌心悸、胸闷、胸胁痛、失眠、胃肠神经症等。

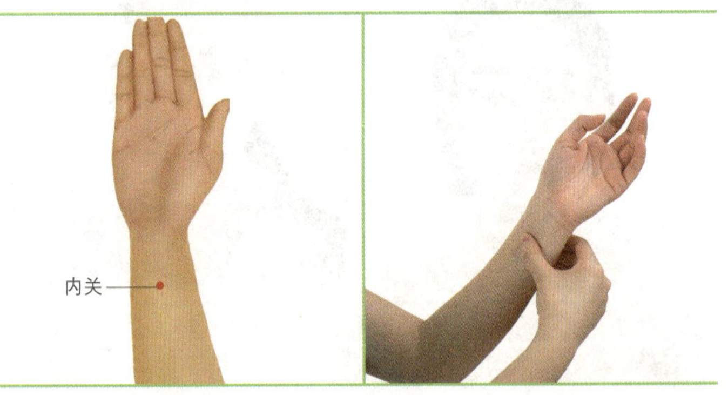

massage.14

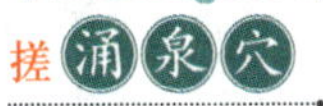

## 搓涌泉穴

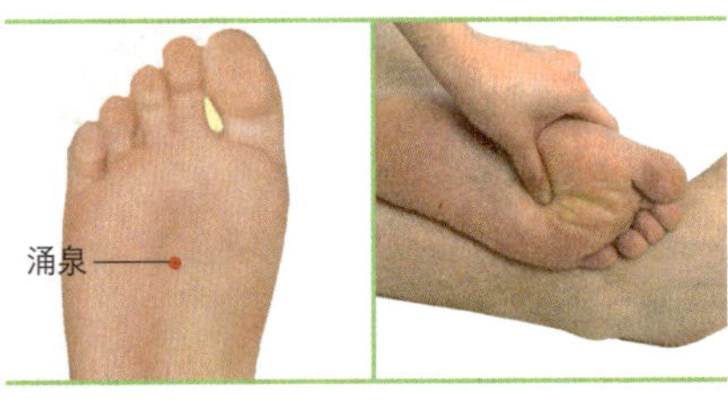


**【位置】** 将脚底弓起，脚掌前中 1/3 凹陷处。

**【按摩方法】** 被按摩者仰卧，按摩者双手握脚，用两大拇指从足跟向足尖搓涌泉穴约 1 分钟，然后按揉约 1 分钟。

**【功效】** 涌泉穴具有使肾阴和肾阳同时旺盛的作用，从而抑制高血压引起的阳气上亢。

massage.15

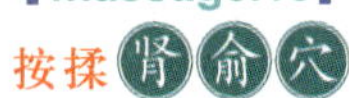

## 按揉肾俞穴

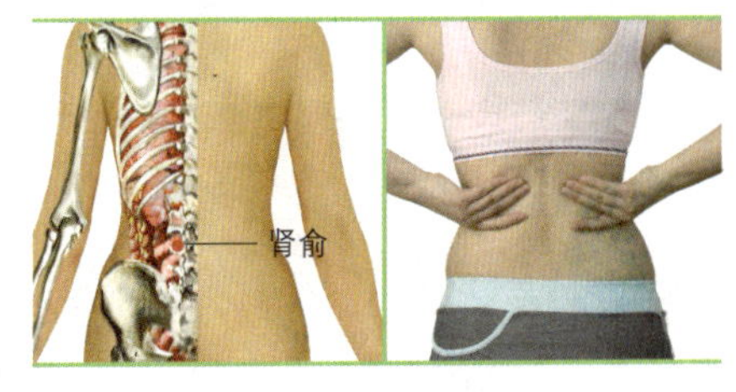


**【位置】** 腰部，第 2 腰椎下旁开 2 横指宽处，左右各一穴。

**【按摩方法】** 取坐位或立位，双手中指按于两侧肾俞穴，用力按揉 30~50 次；或握空拳揉擦穴位 30~50 次，擦至局部有热感为佳。

**【功效】** 经常按摩此穴可增强肾脏的功能，增加排尿量，对高血压所致的水肿具有很好的改善效果。

massage.16

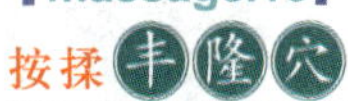

## 按揉丰隆穴

**【位置】** 在小腿前外侧，当外踝尖上 8 寸，距胫骨前缘 2 横指。

**【按摩方法】** 取坐位，用双手拇指指腹顺时针方向按揉同侧丰隆穴 2 分钟，以局部酸胀为度。

【功效】按揉丰隆穴可引起血管收缩反应，对原发性高血压效果显著，并可降低外周血管阻力。

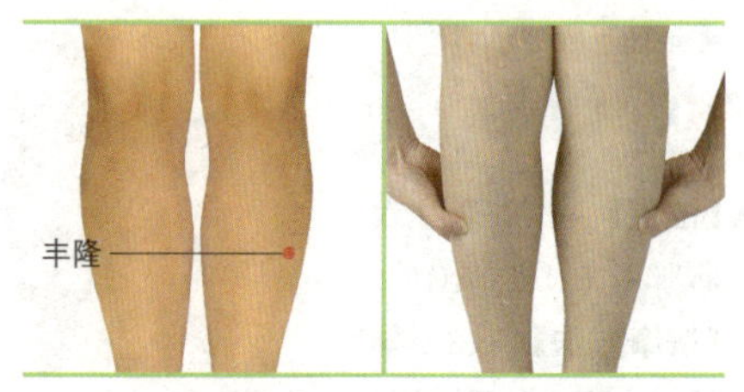


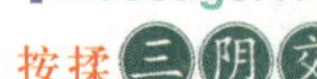

## massage.17 按揉三阴交

【位置】小腿内侧，内踝尖直上 4 横指，骨后缘处。

【按摩方法】被按摩者仰卧，按摩者用拇指顺时针按揉三阴交 2 分钟，然后逆时针按揉 2 分钟。

【功效】经常按摩此穴可改善高血压所致的失眠、心悸、心慌、阳强不能射精或阳痿、性欲淡漠、遗精、小便不利等症。

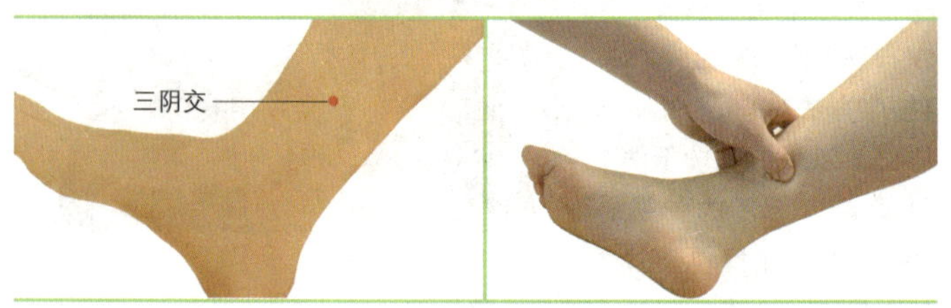


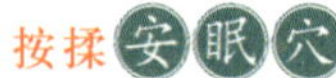

## massage.18 按揉安眠穴

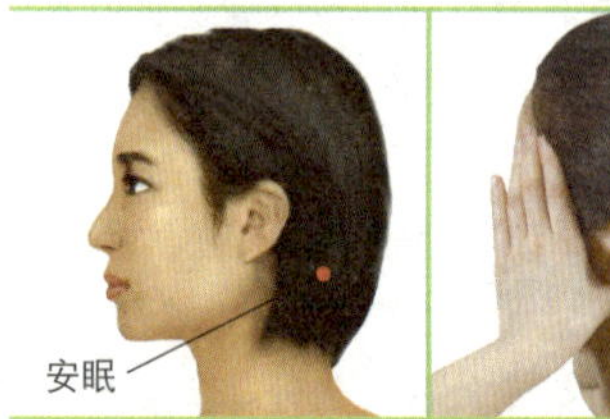


【位置】在颈部，约当翳风穴与风池穴连线的中点处。

【按摩方法】取坐位，首先要求全身放松，先做 3 次深呼吸，然后呼吸保持均匀，用双手拇指按于安眠穴，顺时针方向按揉约 2 分钟。手法要求柔和，以局部酸胀为佳。

【功效】经常按摩此穴可改善高血压所致的失眠、心慌、头痛、烦躁、头晕耳鸣等症。

## massage.19
## 指推印堂穴

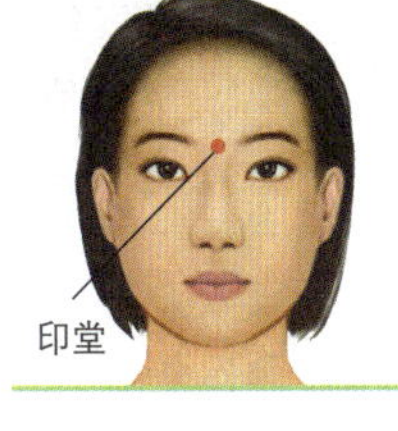


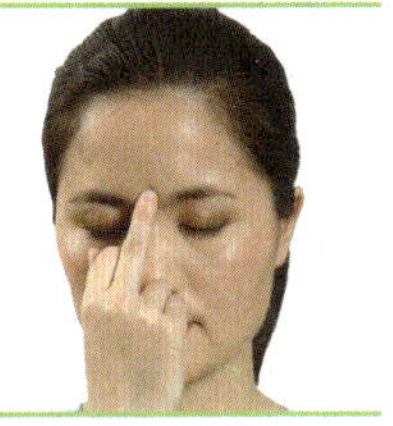

【位置】两眉头连线的中点。

【按摩方法】取坐位或仰卧位，用中指指腹按住印堂穴，做上下推摩活动，先向上推至发际 10~20 次后，再向下推至鼻梁 10~20 次。

【功效】经常按摩此穴可改善高血压所致的头痛、眩晕、烦躁等症。

## massage.20
## 点揉四神聪

【位置】在头顶部，两耳尖连线的中点就是百会穴；百会穴前、后、左、右各 1 寸处，共 4 个穴位，统称四神聪。

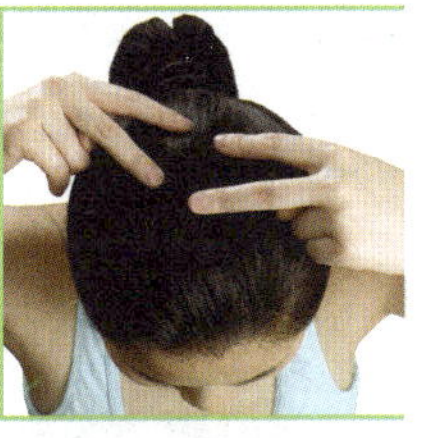


【按摩方法】取坐位，用双手的食指、中指同时点揉四神聪，每穴点揉 2 分钟，以局部有酸胀感为佳。

【功效】经常按摩此穴可改善高血压所致的神经衰弱、失眠、眩晕、健忘、耳聋等症。

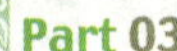


massage.21

## 点按神门穴

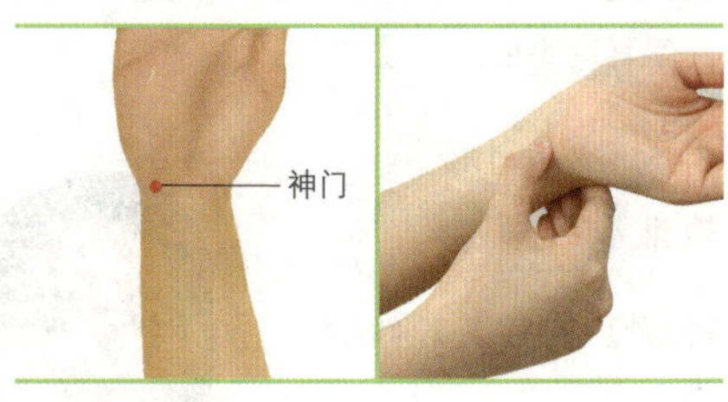


【位置】掌心向上，腕关节靠小指侧之腕横纹上。

【按摩方法】一手拇指尖点按对侧神门穴约 1 分钟，左右手交替进行，以局部有酸胀感为佳。

【功效】经常按摩此穴可改善高血压所致的失眠、多梦、神经衰弱、心慌等症。

massage.22

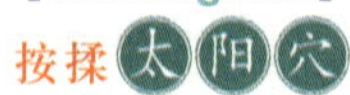

## 按揉太阳穴

【位置】在头侧，眉梢与眼外角延续交叉处，向后约 1 横指的凹陷中。

【按摩方法】双手食指螺纹面分别按于两侧太阳穴，顺时针方向按揉 2 分钟，以局部有酸胀感为佳。如需要较大范围或力量较重的按揉，可以用两手的鱼际部代替食指。

【功效】经常按摩此穴可改善高血压所致的头痛、头晕、失眠等症。

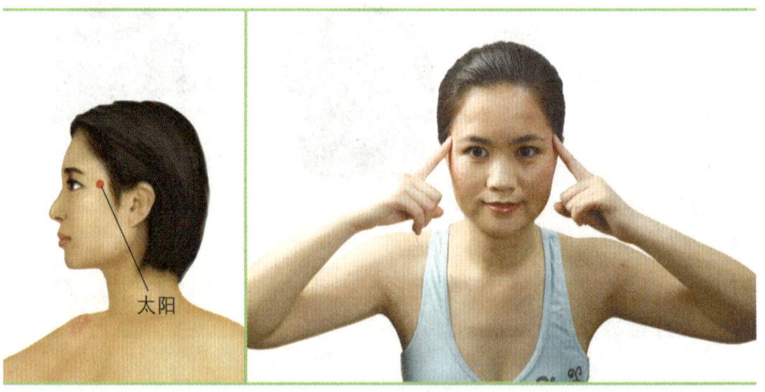

massage.23

## 揉擦大椎穴

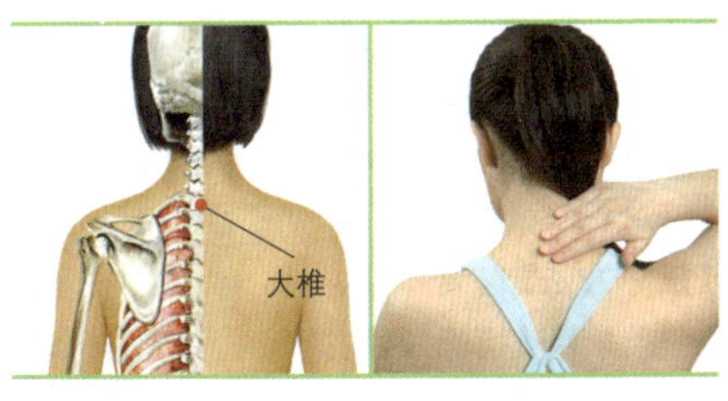


【位置】第 7 颈椎棘突下，约与两肩峰相平（也可正坐低头，手按颈项部骨突最高点处下缘即是）。

【按摩方法】先左手后右手，4 指并拢放于颈项部，反复斜擦大椎穴 30~50 次，若擦后局部发热，则效果最佳。

【功效】当高血压出现恶心时，按摩此穴可以缓解。

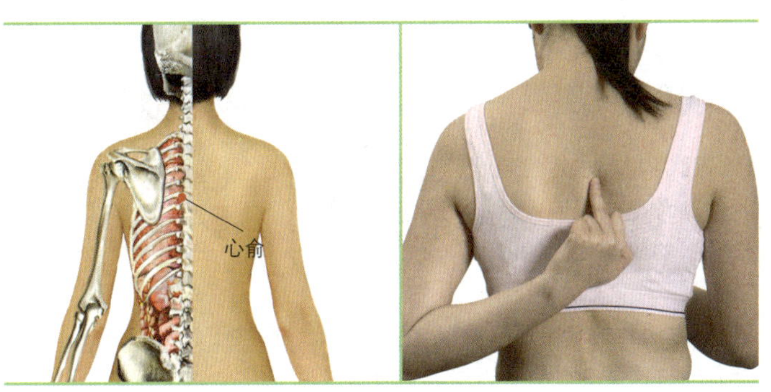


massage.24

## 
按揉心俞穴

【位置】肩胛骨内侧，第 5 胸椎下旁开 2 横指宽处。

【按摩方法】取坐位，用中指指腹按于心俞穴，顺时针方向按揉 2 分钟，左右手交替，以局部产生酸胀感为佳。

【功效】经常按摩此穴可改善高血压所致的心慌、心悸气短、心痛、胸背痛、失眠、健忘、盗汗等症。

massage.25

## 按揉阳谷穴

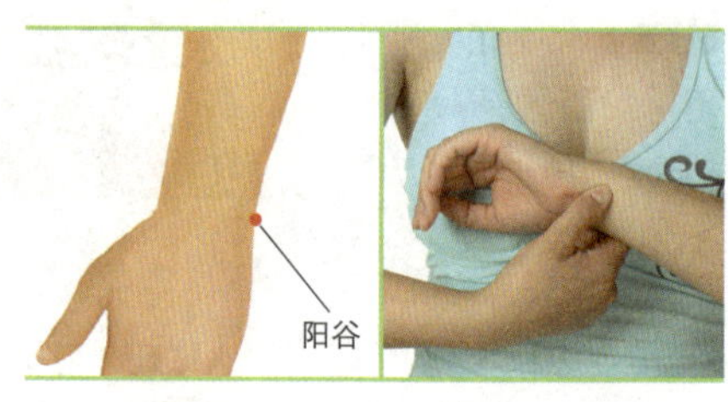


【位置】腕背横纹尺侧端。

【按摩方法】前臂半屈，用健侧手拇指螺纹面按于患侧阳谷穴，顺时针方向按揉3分钟，手法宜深沉用力，以局部有酸胀感为度。

【功效】经常按摩此穴可改善高血压所致的头痛、目眩、耳鸣、耳聋等症。

massage.26

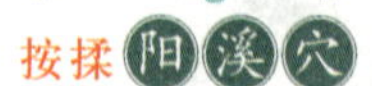

## 按揉阳溪穴

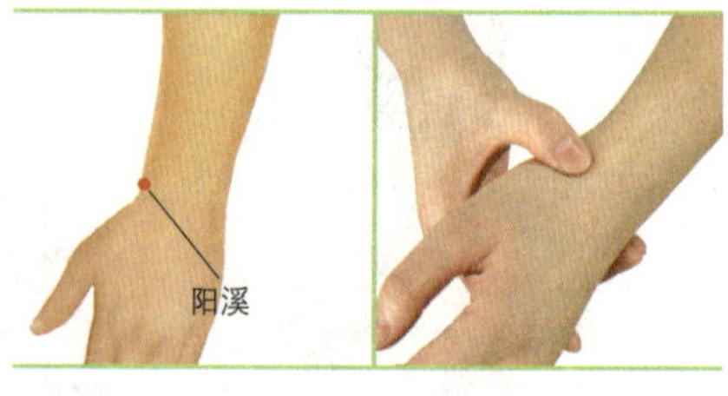


【位置】拇指向上翘起时，腕背横纹桡侧，两根紧张的肌腱之间的凹陷处。

【按摩方法】前臂半屈，用健侧手拇指螺纹面按于患侧阳溪穴，顺时针方向按揉2~3分钟，以局部有酸胀感为度。

【功效】经常按摩此穴可改善高血压所致的半身不遂、头痛、耳鸣等症。

massage.27

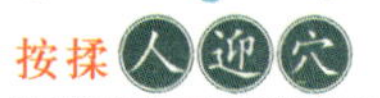

## 按揉人迎穴

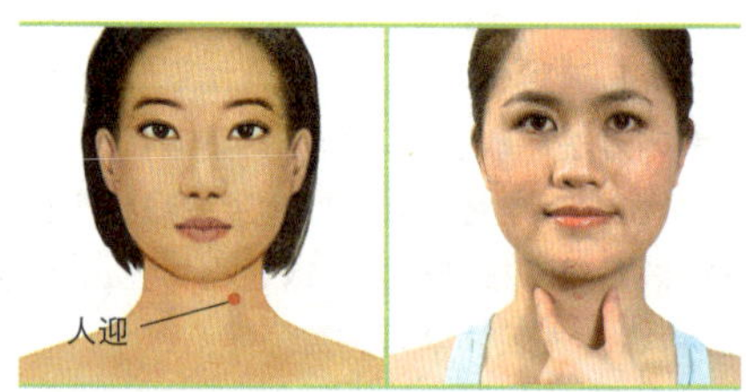


【位置】喉结旁开约2横指宽处。

【按摩方法】取端坐位，用拇、食二指分别按揉颈两侧的人迎穴 2 分钟，手法宜轻柔，以局部有酸胀感为度。

【功效】经常按摩此穴可改善高血压所致的血压升高、心慌等症。

massage.28

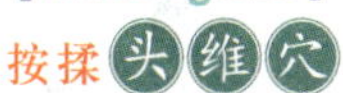


【位置】头前侧，在两侧额角发际向上约 1 横指宽处。

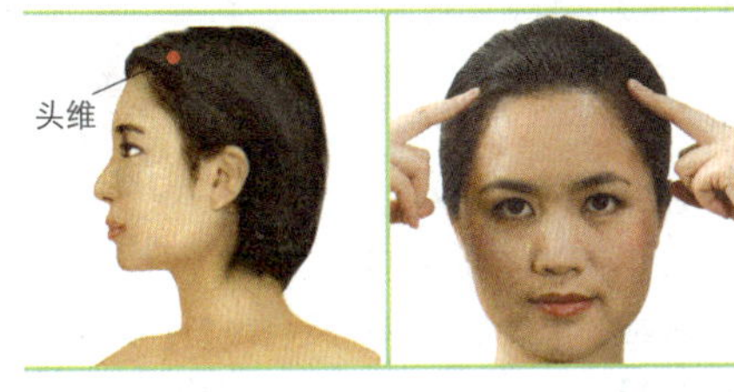


【按摩方法】用中指指腹顺时针方向按揉两侧头维穴约 2 分钟，然后分别点按半分钟，以酸胀感向整个前头部和两侧放散为佳。

【功效】经常按摩此穴可改善高血压所致的偏头痛、视力减退等症。

massage.29

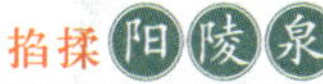


【位置】在小腿外侧，当腓骨头前下方凹陷处。

【按摩方法】取坐位，用拇指指尖重掐患侧阳陵泉穴约 1 分钟，以局部有酸胀感为度。

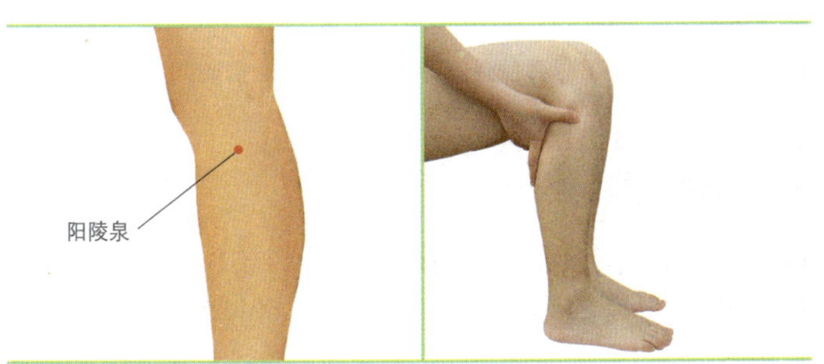

【功效】阳陵泉是胆经上的要穴之一，经常按摩此穴可把浊气从胆经排出，改善高血压所致的失眠、耳鸣等症。

massage.30

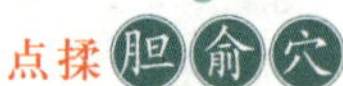

点揉胆俞穴

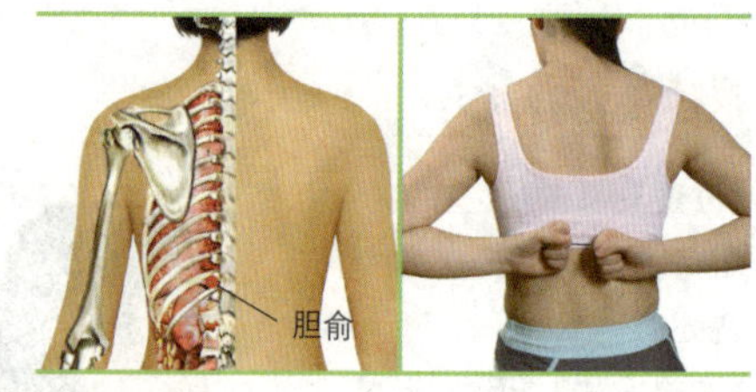


【位置】肩胛骨内侧，第 10 胸椎下旁开 2 横指。

【按摩方法】取坐位或立位，两手握拳，用 4 指掌指关节突起部点揉胆俞约 2 分钟，以局部有酸胀感为佳。

【功效】此穴具有疏肝利胆，清热化湿的作用。经常按摩此穴可改善高血压所致的失眠、多梦等症。

massage.31

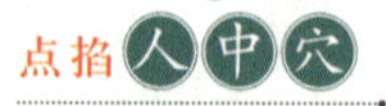

点掐人中穴

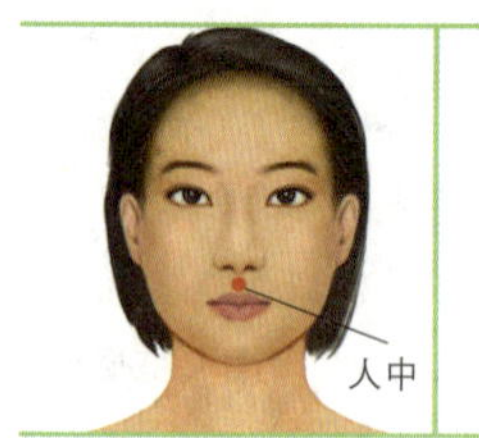


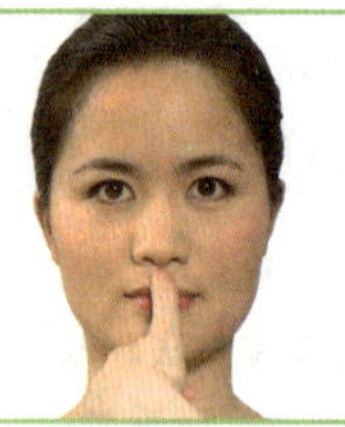

【位置】在人中沟的上 1/3 处。

【按摩方法】取仰卧位，用拇指指尖掐住人中穴 1 分钟，力量适当重一些，以酸胀感为度。

【功效】血压过高，导致昏迷、呼吸困难时，点掐此穴可改善症状。

massage.32

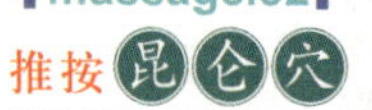

推按昆仑穴

【位置】外踝正后方凹陷中，外踝与跟腱之间。

【按摩方法】按摩者用手握住被按摩者踝部，用拇指指腹自上而下推

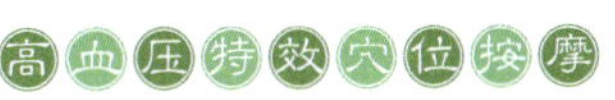


按昆仑穴 2 分钟，以局部有酸胀感为佳。

【功效】经常按摩此穴可改善高血压所致的失眠、健忘、性功能障碍等症。

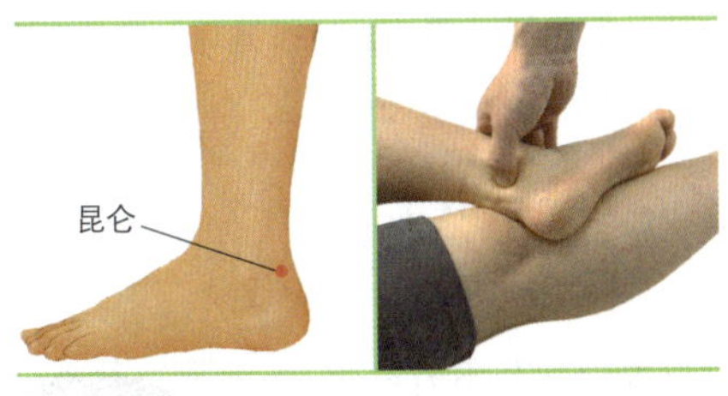


massage.33

## 按压天柱穴

【位置】颈脖子处，后发际正中旁开大筋外。

【按摩方法】被按摩者坐位，按摩者坐于其头后，一手扶其头，拇指、食指同时着力，按压两侧天柱穴约 2 分钟，以局部有酸胀感为佳。

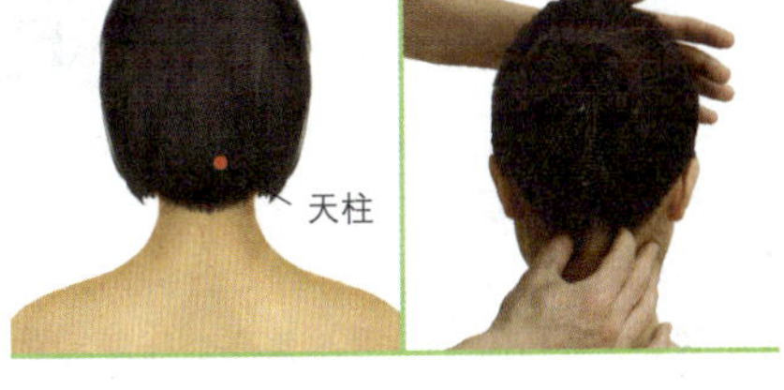


【功效】经常按摩此穴可改善高血压所致的头痛、头晕、恶心、视力减退等症。

massage.34

## 按揉头窍阴

【位置】头部两侧，耳朵后高骨的后上方。

【按摩方法】被按摩者取坐位，按摩者坐于其头后，两手拇指同时着力按压头窍阴穴半分钟，或一手扶住被按摩者头部一手拇指按压头窍阴穴半分钟，然后顺时针方向按揉约 2 分钟，以局部有酸胀感为佳。

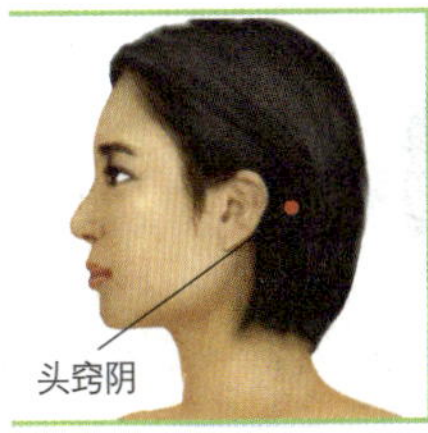


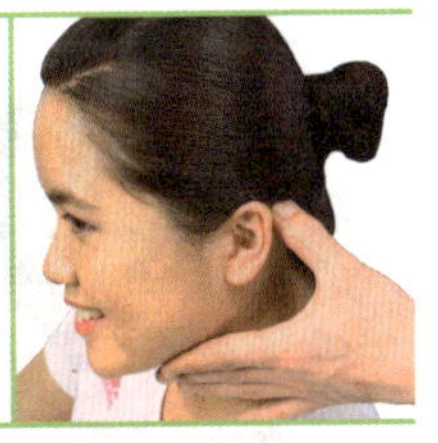

【功效】经常按摩此穴可改善高血压所致的偏头痛、耳鸣等，还能缓解全身疲劳。

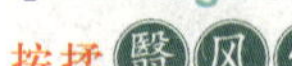
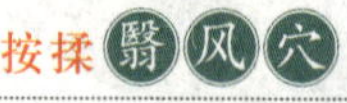

## massage.35 按揉翳风穴

【位置】耳朵下方耳垂后遮住之处的凹陷中。

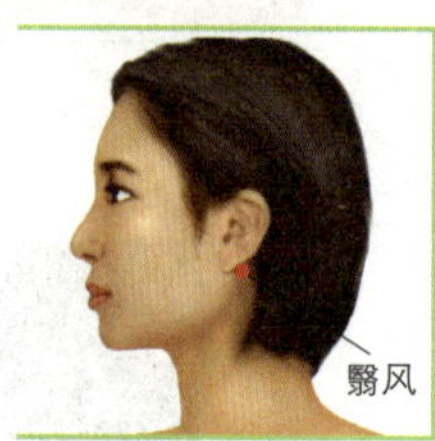


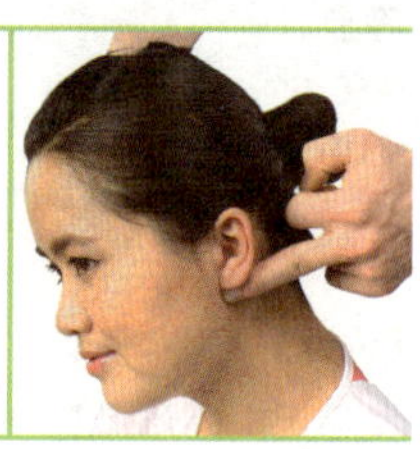

【按摩方法】被按摩者取坐位或仰卧，按摩者用两手拇指或中指按在其左右翳风穴上，同时顺时针方向按揉约 2 分钟，然后逆时针方向按揉约 2 分钟，以局部感到酸胀为佳。

【功效】经常按摩此穴可改善高血压所致的头昏目眩、耳鸣、头痛等症。

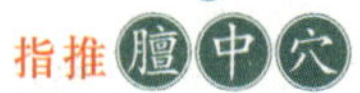

## massage.36 指推膻中穴

【位置】在胸部正中线上，两乳头连线与胸骨中线的交点。

【按摩方法】被按摩者仰卧，按摩者站于一侧，用拇指自下而上推膻中穴约 2 分钟，以胀麻感向胸部放散为佳。

【功效】经常按摩此穴可改善高血压所致的呼吸困难、心慌、心悸、肥胖等症。

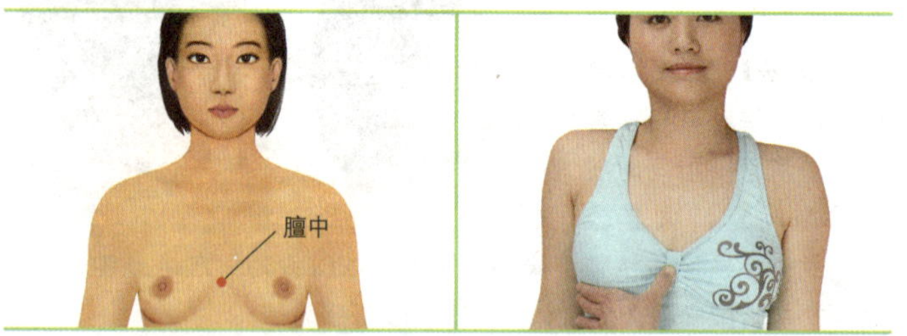

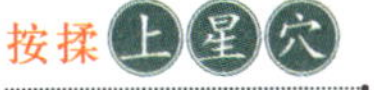


## 按揉上星穴

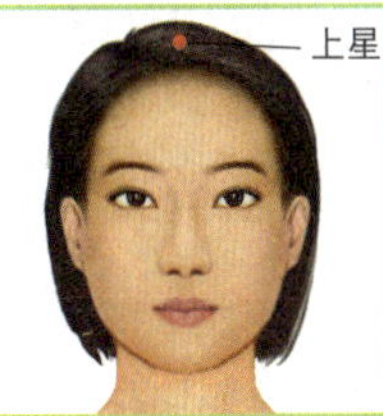

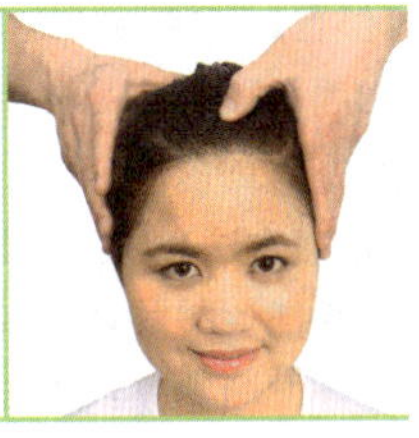

【位置】头部正中线上，在前发际正中直上1大拇指宽处。

【按摩方法】被按摩者仰卧在床上，按摩者坐于其头后，用拇指或中指顺时针方向按揉上星穴约2分钟，然后逆时针方向按揉约2分钟，以酸胀感向整个前头部放散为佳。

【功效】经常按摩此穴可改善高血压所致的前额胀痛等症。

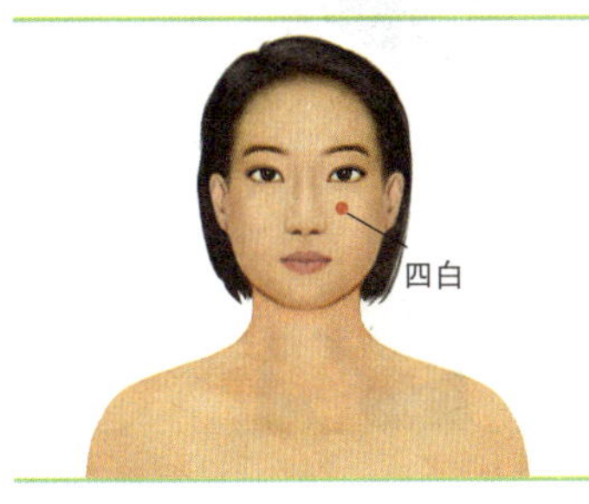

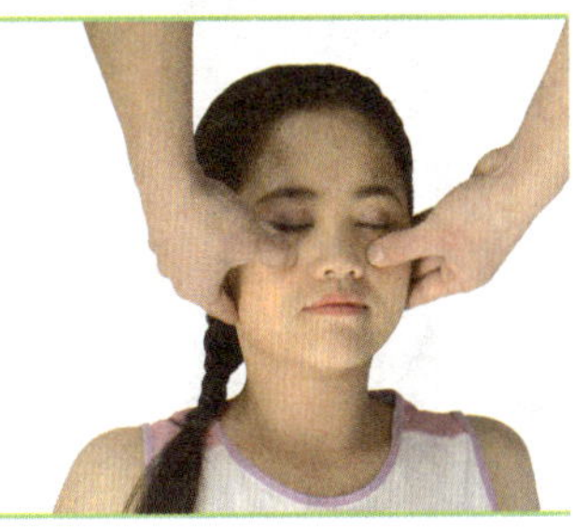

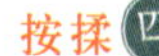


## 按揉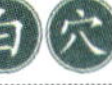四白穴

【位置】双眼平视时，瞳孔正中央下约2厘米的凹陷处。

【按摩方法】被按摩者仰卧，按摩者坐于其头后，用双手拇指顺时针方向按揉其四白穴约2分钟，然后逆时针方向按揉约2分钟，以局部感到酸胀并向整个前额放散为好。

【功效】经常按摩此穴可改善高血压所致的头痛眩晕等症。

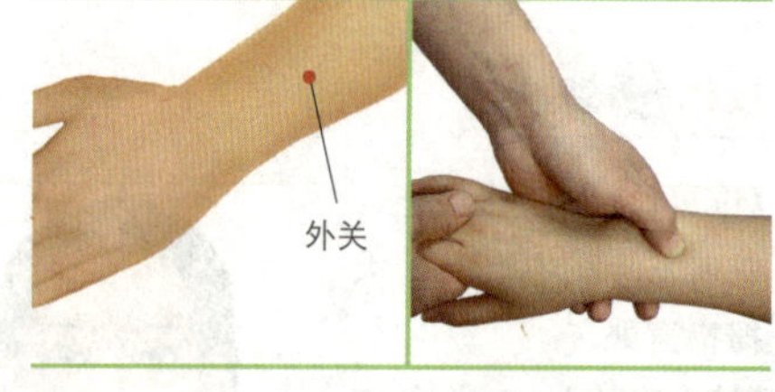


## massage.39

### 点揉外关穴

【位置】在腕关节横纹上约 3 横指宽处，手臂的外侧正中。

【按摩方法】按摩者用右手托住被按摩者前臂，用左手拇指点按外关穴约 1 分钟，然后顺时针方向按揉约 1 分钟，逆时针方向按揉约 1 分钟，以酸胀感向腕部和手放散为佳。

【功效】外关穴具有泻足少阳胆火的作用，经常按摩可改善肝肾阴虚、肝胆火旺、阳火上冲头脑而致的血压增高。

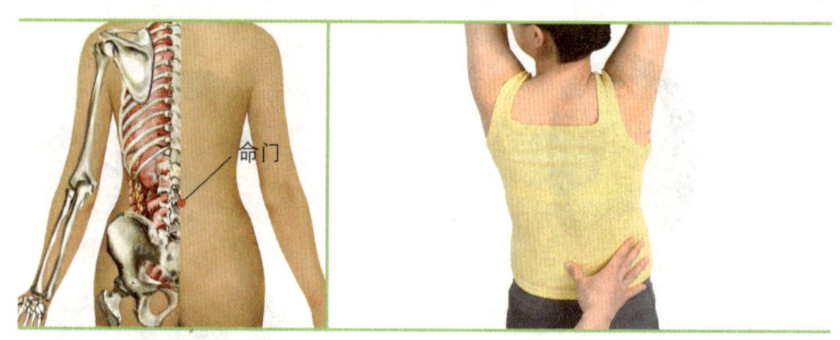


## massage.40

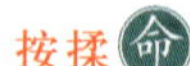

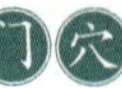

### 按揉命门穴

【位置】腰部，第 2 腰椎棘突下缘的凹陷中。

【按摩方法】被按摩者俯卧，按摩者用大拇指顺时针方向按揉命门穴 2 分钟，然后逆时针方向按揉 2 分钟，以局部有酸胀感为佳。

【功效】命门穴是督脉要穴，具有固精壮阳，培元补肾，温补肾阳的作用。经常按摩此穴可改善高血压所致的全身疲劳、阳痿、滑精、早泄、月经不调等症。

**massage.41**

## 按揉志室穴

**【位置】** 腰部，第 2 腰椎棘突下旁开 4 横指宽处，左右各一穴。

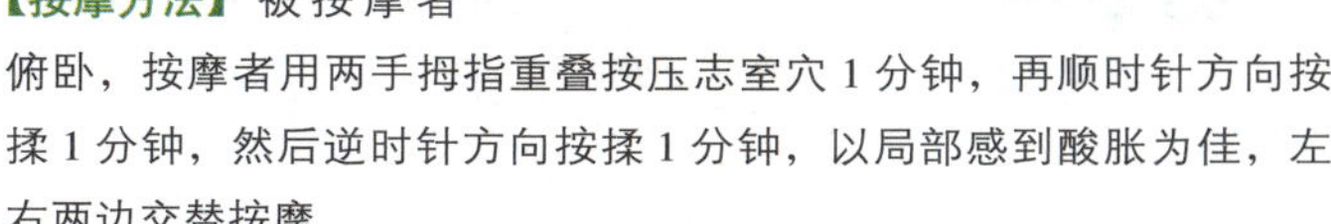

**【按摩方法】** 被按摩者俯卧，按摩者用两手拇指重叠按压志室穴 1 分钟，再顺时针方向按揉 1 分钟，然后逆时针方向按揉 1 分钟，以局部感到酸胀为佳，左右两边交替按摩。

**【功效】** 经常按摩此穴可改善高血压所致的水肿、遗精、阳痿、腰背酸痛等症。

**massage.42**

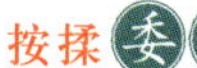
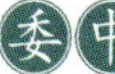
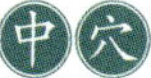

## 按揉委中穴

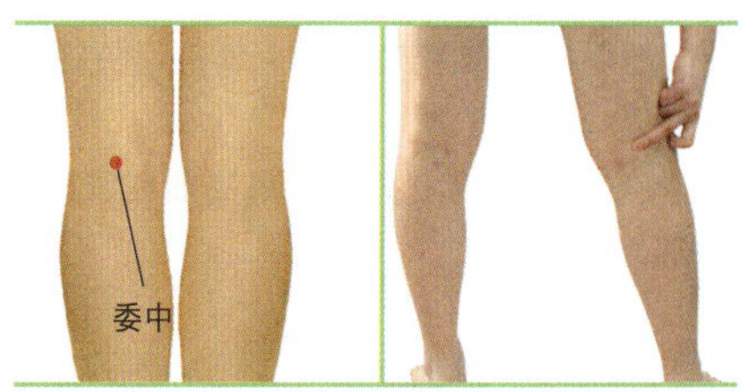


**【位置】** 腿部横纹中央。

**【按摩方法】** 取坐位，用中指或食指按于患侧委中穴（拇指于髌骨外侧或膝眼），由轻渐重地按揉 2 分钟。

**【功效】** 经常按摩此穴可改善高血压所致的下肢肿胀，缓解全身疲劳、头痛、肢体麻木等症。

**massage.43**

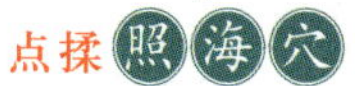

## 点揉照海穴

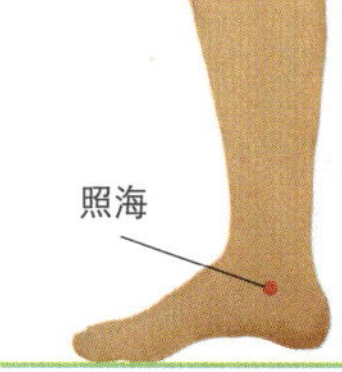


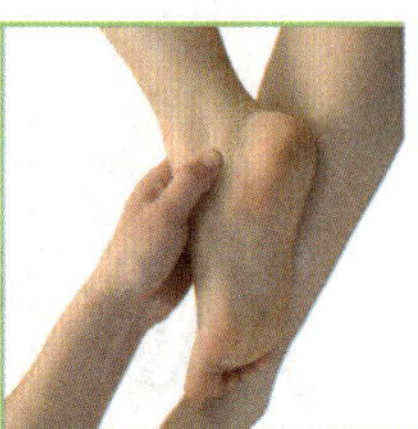

**【位置】** 踝关节内侧骨头突起的下缘凹陷中。

**【按摩方法】** 按摩者用

手握住被按摩者踝部，用拇指点压照海穴约 1 分钟，然后顺时针方向揉 1 分钟，逆时针方向揉 1 分钟，以局部有酸胀感为佳。

【功效】经常按摩此穴可改善高血压所致的嗜卧、惊恐不宁、失眠、小便频数等症。

massage.44

## 按揉中极穴

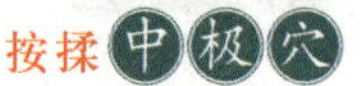

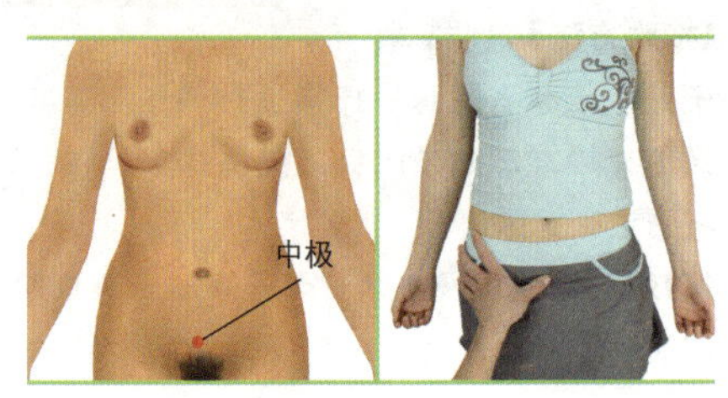


【位置】把肚脐和耻骨联合连线 5 等分，耻骨联合上 1 等分处。

【按摩方法】被按摩者仰卧，按摩者用拇指或中指按压中极穴约 1 分钟，然后顺时针方向按揉 1 分钟，再逆时针方向按揉 1 分钟，以局部有酸胀感为宜。

【功效】经常按摩此穴可改善高血压所致的下肢水肿、夜尿增多、血压偏高等症。

massage.45

## 按揉三焦俞

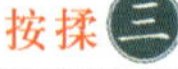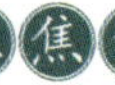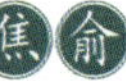

【位置】腰部，第 1 腰椎棘突下旁开 2 横指宽处，左右各一穴。

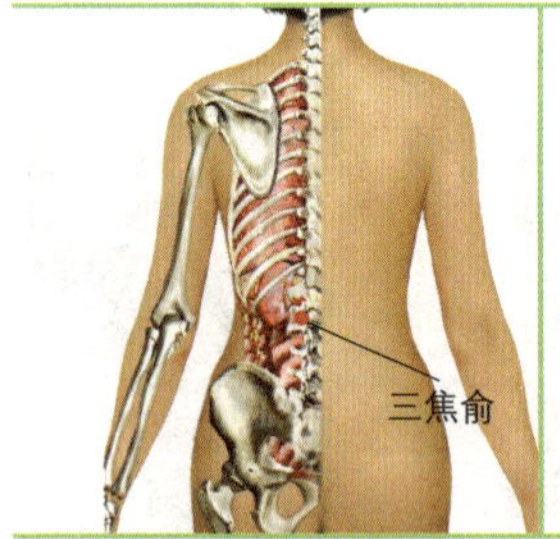


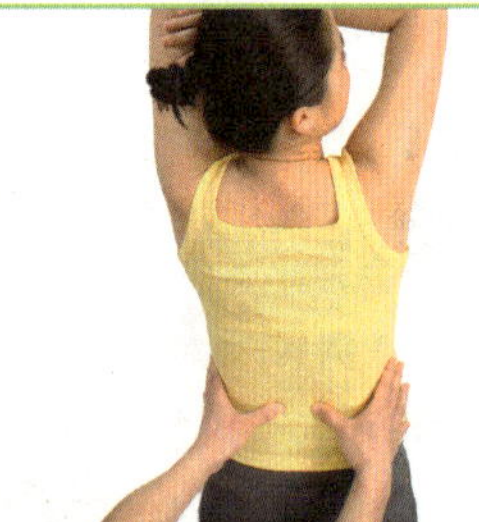

【按摩方法】被按摩者俯卧，按摩者用两手大拇指顺时针方向按揉三焦俞约 2 分钟，然后逆时针方向按揉约 2 分钟，以局部有酸胀感为佳。

【功效】调节全身水液代谢，治疗全身水肿、肥胖、尿频、尿急、尿潴留、腰痛等。

massage.46

## 掐揉合谷穴

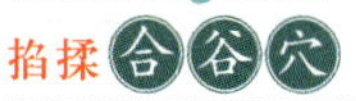

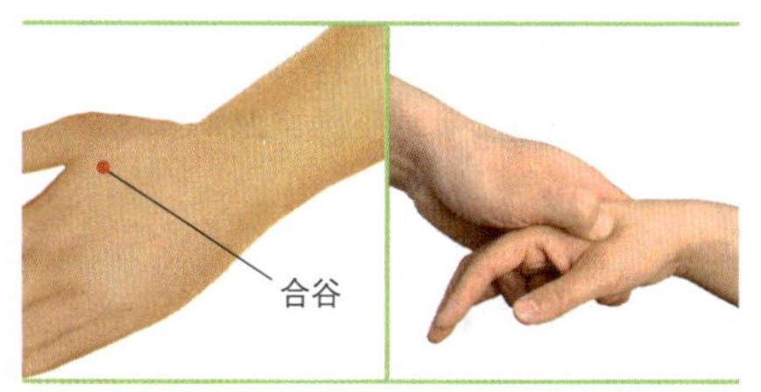


【位置】手背部，拇指与食指的根部交接处，肌肉最高点。

【按摩方法】按摩者用一手托住被按摩者一手手掌，用另一手拇指指腹掐揉被按摩者合谷穴 30 次。

【功效】经常刺激合谷穴可抑制兴奋的神经，以达到降低血压的目的。同时还可改善高血压所致的头痛、耳鸣、视力减退、失眠等症。

massage.47

## 按揉梁丘穴

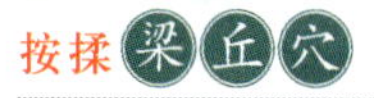

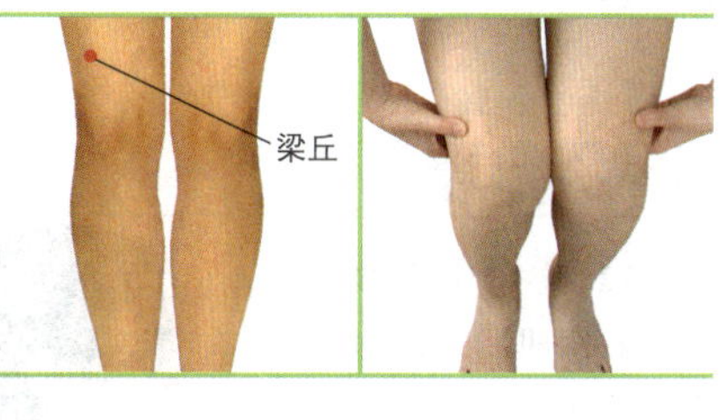


【位置】屈膝，髌骨外上缘上 2 寸处。

【按摩方法】取坐位，屈膝，用双手拇指指尖压迫约 1 分钟，以局部有酸胀感为佳，再向外按揉 2 分钟。

【功效】经常按摩此穴可改善高血压所致的肢体麻木。

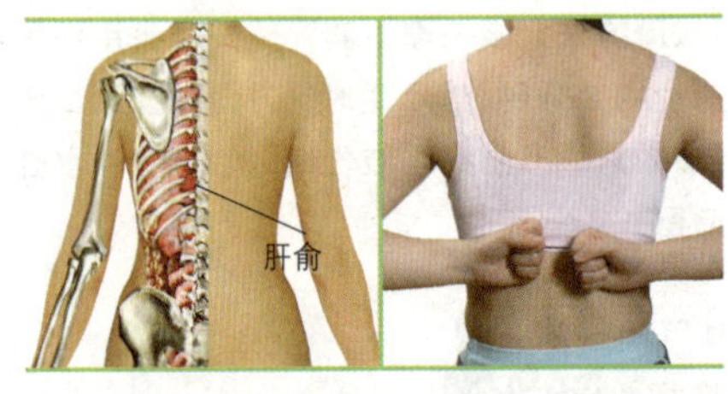


massage.48

## 按揉肝俞穴

【位置】肩胛骨内侧，第9胸椎下旁开2横指。

【按摩方法】取坐位，两手握拳，用中指的掌指关节突起部顺时针方向按揉肝俞穴2分钟，以局部产生酸胀感为度。

【功效】经常按摩此穴可改善高血压所致的两胁下胀痛、腰背痛、烦躁易怒、失眠、食欲不振、眩晕等症。

massage.49

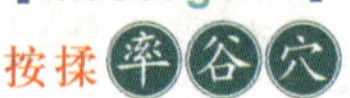

## 按揉率谷穴

【位置】两耳朵尖直上2横指宽处。

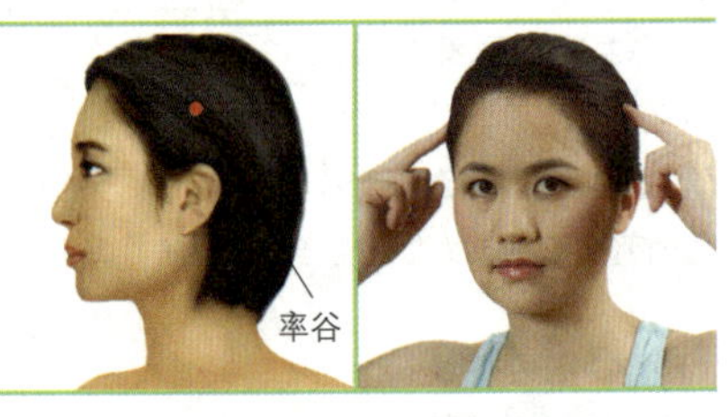


【按摩方法】取坐位或仰卧位，用食指或中指顺时针方向按揉头两侧的率谷穴约2分钟，以头两侧感到酸胀为佳。

【功效】经常按摩此穴可改善高血压所致的偏头痛、头晕、呕吐等症。

massage.50

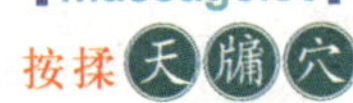

## 按揉天牖穴

【位置】乳突后下方，胸锁乳突肌后缘，约平下颌角处。

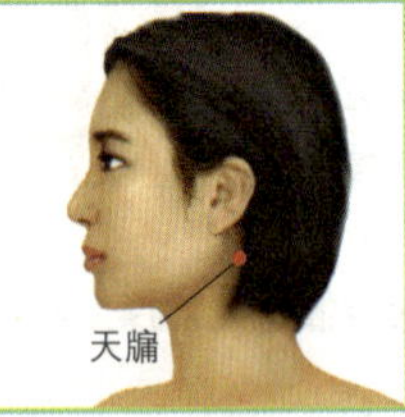


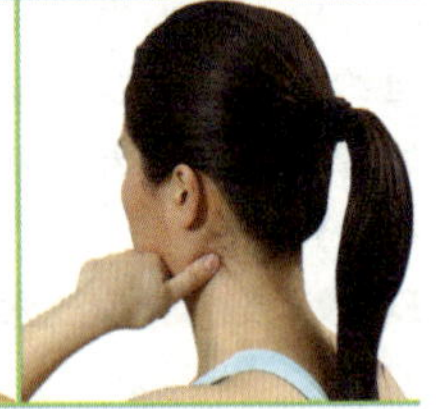

【按摩方法】坐位，用拇指螺纹面按揉3分钟，

可两侧同时进行，手法用力适中，局部有明显酸胀或酸痛感。此穴相当于第 3 颈椎横突处，因第 3 颈椎横突较长，常为颈部酸痛处。

**【功效】**经常按摩此穴可改善高血压所致的头痛、眩晕、项强、耳鸣等症。

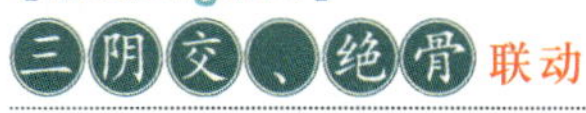


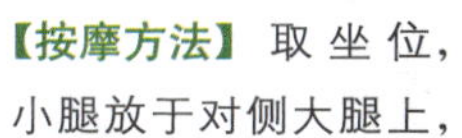


## 三阴交、绝骨联动

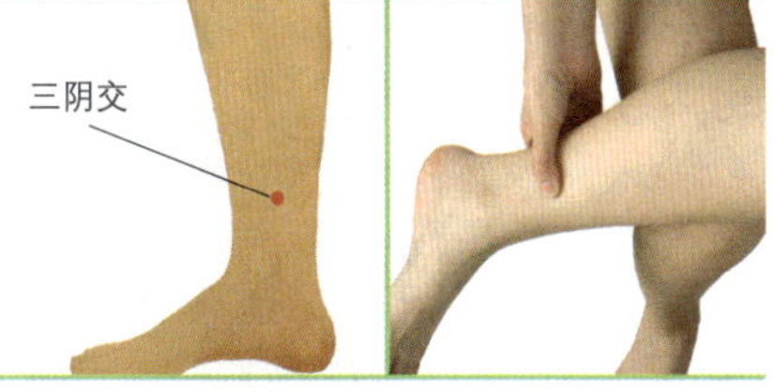


**【位置】** 三阴交在内踝尖上 3 寸（4 横指），胫骨内侧缘后面；绝骨在外踝尖上 3 寸，腓骨前缘。

**【按摩方法】** 取坐位，小腿放于对侧大腿上，中指按于对侧（患侧）绝骨穴，拇指按于三阴交穴，同时用力按揉 20~30 次。

**【功效】** 经常按摩此穴可改善高血压、高脂血症的症状，同时还能防止脑血管病的发生。

massage.52

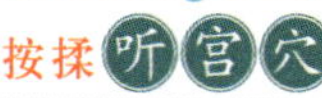


## 按揉听宫穴

**【位置】** 耳屏前部，与耳珠平行，张口凹陷处。

**【按摩方法】** 用双手拇指桡侧面分别置于两侧听宫穴处，由上向下揉 10~20 遍，然后用拇指尖点按听宫穴 1 分钟。

**【功效】** 经常按摩此穴可改善高血压所致的耳朵鸣响、重听，头痛、眩晕、视力下降、目眩头昏等症。

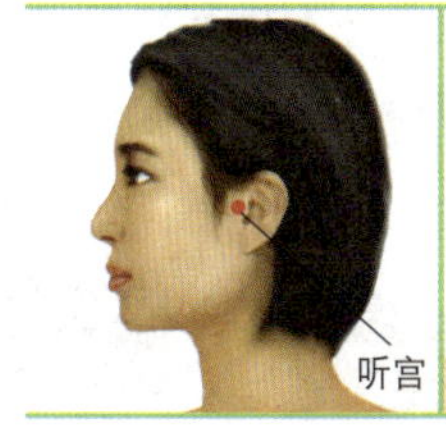


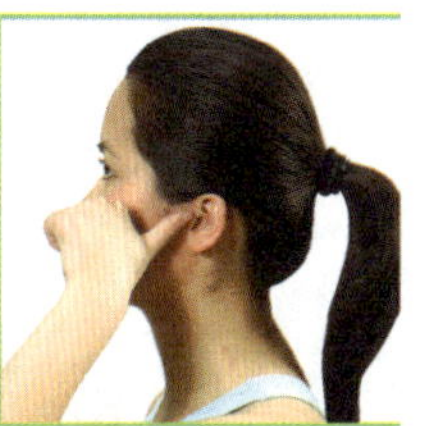

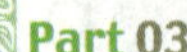

massage.53

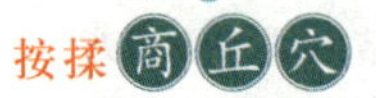

## 按揉商丘穴

**【位置】**内踝前下缘凹陷中。

**【按摩方法】**取坐位，拇指按于商丘穴（其余四指附于足背），顺时针方向按揉约 2 分钟，以局部有酸胀感为度。

**【功效】**商丘穴属足太阴脾经，经常按摩此穴可促进脾脏的功能，促进体内胆固醇、甘油三酯的代谢，预防和改善高血压。

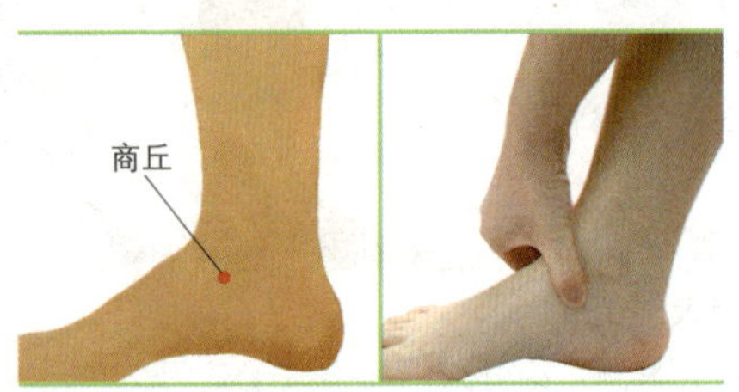


massage.54

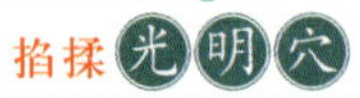

## 掐揉光明穴

**【位置】**外踝上 5 寸，小腿外侧骨前缘。

**【按摩方法】**仰靠，将腿伸直，两手拇指分别置于两侧光明穴处，先掐揉 2 分钟，再点按半分钟，以局部有酸胀感为度。

**【功效】**光明穴为足少阳胆经穴，沟通联系表里两经，对肝胆经的病变起着重要的治疗作用。经常按摩此穴可改善肝阳上炎所致的高血压。

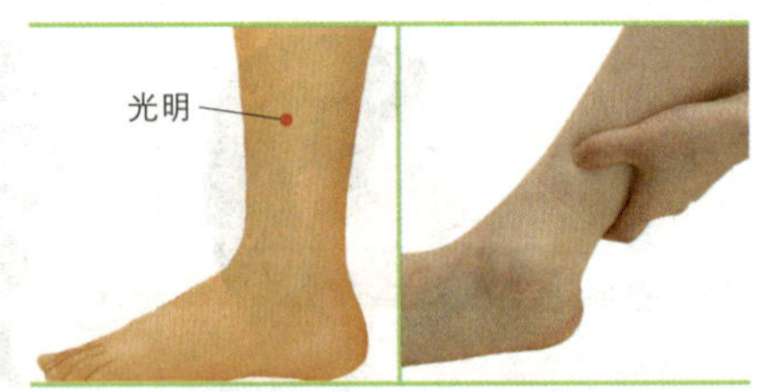

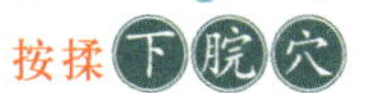


## 按揉下脘穴

【位置】前正中线上，肚脐往上约 3 横指宽处取穴。

【按摩方法】被按摩者仰卧，按摩者用拇指或中指按压下脘穴约半分钟，然后顺时针按揉约 2 分钟，以局部感到酸胀为佳。

【功效】下脘穴在胃的底下，为胃和小肠连接的转弯处。经常按摩此穴可促进胃肠功能，增加体内胆固醇和甘油三酯的代谢，从而保护血管，从根本上降低血压。

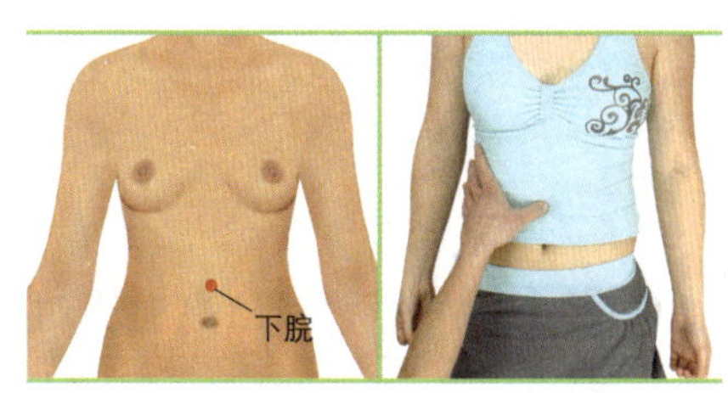


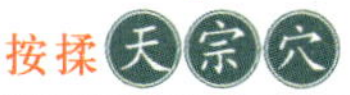


## 按揉天宗穴

【位置】两手食指、中指、无名指、小指搭在被按摩者肩膀上，拇指自然向下，拇指指端所指部位即是。

【按摩方法】被按摩者取坐位或俯卧位，按摩者两手拇指先顺时针方向轻轻按揉天宗穴 1 分钟，然后逆时针方向按揉 1 分钟。

【功效】经常按摩此穴可改善高血压所致的全身小动脉痉挛和肢体肌肉供血不足导致的肢体麻木、颈背肌肉紧张、酸痛等。

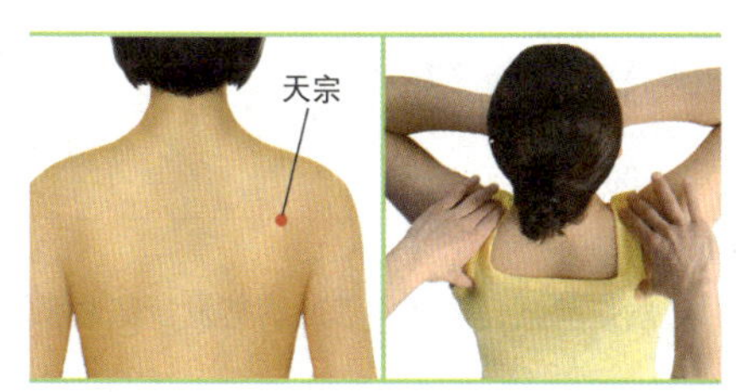

**图书在版编目(CIP)数据**

一用就灵 高血压对症食疗与按摩/孙呈祥编著.—太原：山西科学技术出版社，2015.5（2025.2重印）

（国医养生堂）

ISBN 978-7-5377-5087-5

Ⅰ.①一… Ⅱ.①孙… Ⅲ.①高血压－食物疗法②高血压－按摩疗法（中医） Ⅳ.①R24

中国版本图书馆CIP数据核字（2015）第071189号

**国医养生堂 一用就灵 高血压对症食疗与按摩**

**出 版 人**：阎文凯　　**文图编辑**：冷寒风
**编　　著**：孙呈祥　　**装帧设计**：阮剑锋
**责任编辑**：郝志岗　　**美术编辑**：吴金周

**出版发行**：山西出版传媒集团·山西科学技术出版社
地址：太原市建设南路21号　邮编：030012
**编辑部电话**：0351-4922072
**发行电话**：0351-4922121
**经　　销**：各地新华书店
**印　　刷**：文畅阁印刷有限公司

**开　　本**：889毫米×1194毫米　1/32
**印　　张**：3
**字　　数**：80千字
**版　　次**：2015年5月第1版
**印　　次**：2025年2月第2次印刷
**书　　号**：ISBN 978-7-5377-5087-5
**定　　价**：12.00元